第**2**版

一日简易

快乐
养生法

编著 何富乐

U0388882

人民卫生出版社

图书在版编目（CIP）数据

一日简易快乐养生法 / 何富乐编著 . —2 版 . —北京：
人民卫生出版社，2017

ISBN 978-7-117-24933-1

Ⅰ . ①一… Ⅱ . ①何… Ⅲ . ①养生 (中医) – 基本
知识 Ⅳ . ①R212

中国版本图书馆 CIP 数据核字（2017）第 188181 号

人卫智网	www.ipmph.com	医学教育、学术、考试、健康、
		购书智慧智能综合服务平台
人卫官网	www.pmph.com	人卫官方资讯发布平台

一日简易快乐养生法
第 2 版

编　　著：何富乐
出版发行：人民卫生出版社（中继线 010-59780011）
地　　址：北京市朝阳区潘家园南里 19 号
邮　　编：100021
E - mail：pmph @ pmph.com
购书热线：010-59787592　010-59787584　010-65264830
印　　刷：天津安泰印刷有限公司
经　　销：新华书店
开　　本：850×1168　1/32　印张：6
字　　数：145 千字
版　　次：2013 年 5 月第 1 版　　2017 年 10 月第 2 版
　　　　　2017 年 10 月第 2 版第 1 次印刷（总第 3 次印刷）
标准书号：ISBN 978-7-117-24933-1/R · 24934
定　　价：19.90 元

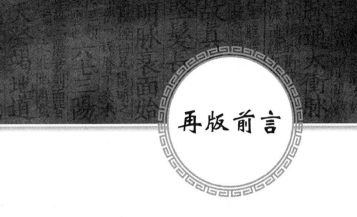

再版前言

本书第 1 版出版后,深受读者喜爱,第 2 版是在原版基础上扩充调整,加入近年来作者的中医内科临证和中医养生研究新成果后的加强版,深化了"快乐养生法"的三大养生理念。

本书主要介绍作者力推的一日简易快乐养生法,强化其三个核心养生理念:养生要简易、快乐和有效;养生从 30 岁开始;要养生,先养心。作者提炼出快乐养生法的 20 字精髓:宁神定志、生活简朴、起居有常、合理饮食、适当运动。

本书分上、中、下三篇:上篇按一日的时间顺序,介绍各类中医养生手段,读者可以针对每日的各个时间段,从本书中找到切实可行的养生方法,比如手指养心操、意念运动法、万全饮食调控法等;中篇主要是深化"快乐养生法"的三大核心理念;下篇主要介绍作者在多年临床和养生实践中总结出的简易养生方法和理念,包括季节养生、药膳养生、肿瘤养生、药饵养生、体质养生和临证提醒。

如今,我国确定了建设"健康中国"的宏伟目标,希望最大程度减少人群患病,工作重心从以治病为中心转移到以健康为中心,相信本书的再次出版是顺应这潮流的,能助力健康科普之作。

相信通过一日简易快乐养生法的实践,可以让您获得更健康快乐的生活体验,这也正是中医养生的目的所在。

何富乐
2017 年 6 月于浙江中医药大学

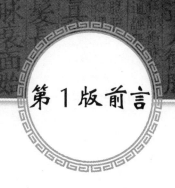

第1版前言

养生要简易、快乐和有效!

"到底有没有一种养生方法是简易、快乐又有效的呢?"

在各种健康讲座中,听众问得最多的就是这个问题,这也是健康养生的宗旨和精髓所在。本书将要全面、客观地解答这个问题。

养生是大家都很熟悉的话题。但要讲出其具体的概念和内容,就没有那么简单了。除专业人士外,一般群众的养生知识基本上是从传媒中获取的。由于知识在传播和个体接受的过程中,可能会由于各种原因产生一定偏差,而非专业人员又很难有效地求证,因此有些时候,养生很容易被大众曲解。

在现实社会环境中,有些居心不良的人在宣传时往往借用"养生""中医"等词汇作为幌子,哗众取宠,大肆宣扬旁门左道,时常造出一些"养生"怪论。民众很容易在各类宣传的蛊惑下失去应有的判断力,或在病急乱投医的情况下听从各种怪论的摆布。

从事中医临床和养生的专业人士在"怪论"纷起时,也曾有过反击和回应,但他们微弱的声音基本都被淹没在"怪论"运作团队强大的宣传攻势中,势单力薄的专业人士很难对抗"怪论"

团队精心策划的团队运作效果。

所幸,如今健康养生类传媒的出版发行有了严格的准入制度。作为从事中医临床十余年的医生,向民众宣传正确的养生知识,我责无旁贷。

我的养生观点是:好的养生方法要做到三点——

第一简易、第二快乐、第三有效,三者缺一不可。

如何实现简易?我选择了按日常生活中一天时间的顺序来讲解各类养生手段。大家可针对某一段时间,在本书中找到适用的养生方法。

快乐养生是本书不厌其烦宣传的理念。想要实现这个理念,首先需要宁神定志,不要急功近利,心浮气躁。另外,观察判断事物要从好的一面着手,让自己的心态趋向良性状况。其次是养生方法要简易有效,一学就会的养生方法是不会增加心理负担和浪费时间的。我相信,大家在仔细阅读本书后,一定会得到快乐的体验。

有效是养生的生命。即使说得再天花乱坠,若没有效果,那么这个养生方法也与"怪论"无异。正是由于专业的使命感,让我在选择和创造养生方法时,如履薄冰,如临深渊。有效,是我选择养生方法的必备条件。实践证明,只有简易快乐的养生方法才能让大家持之以恒,最后实现养生的有效性。

本书着重提出三个理念:

其一,要养生,先养心。没有平和的心境,是不可能实现养生的有效性的。

其二,养生从 30 岁开始。维护比重建更简易、更有成效,在身体处于最佳状态的时候,注意养生,可以延缓衰老、减少疾病的发生,最终达到更健康、更快乐、更轻松生活的目的。

最后,是简易、快乐和有效的原则。根据这个原则,我们可以用20个字总结快乐养生法的精髓：

宁神定志、生活简朴、起居有常、合理饮食、适当运动。

中医养生博大精深，众说纷纭，本人才疏学浅，虽然初版六易其稿，本次改版也再三斟酌，但是不妥之处还是在所难免，望前辈和读者斧正，不胜感激。

（由于不能面诊患者，无法全面了解病情，临床错综复杂，本书涉及的治疗手段和中药处方仅供参考，不能作为诊断及医疗的依据，更不能替代临床医生的现场诊治。具体诊疗请到正规医院由执业医师进行！）

何富乐
2013年1月于杭州

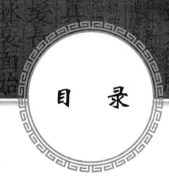

目　录

导论

要养生，先养心

一、养生就是快乐养心

◎养生究竟是什么
◎养生是不是苦差事
◎什么时候需要养生

很多人觉得养生是高深莫测的理论和实践，是需要进行复杂修炼的行为，是一个痛苦的过程。

在这里，我想告诉大家：中医养生不是这样的！

1. 养生究竟是什么

我们来看看"养生"这一词汇的最初含义。"养生"最早见于《庄子·内篇》。"养"，即保养、调养、补养之意；而"生"，即生命、生存、生长之义。

《黄帝内经素问》第一篇"上古天真论"，一开始就点出了中医的精华——强调养生之道，达到健康长寿的目的。

《黄帝内经素问·上古天真论》开篇就有黄帝的提问："余闻上古之人，春秋皆度百岁，而动作不衰；今时之人，年半百而动作皆衰者，时世异耶？人将失之耶？"

为什么上古之人会长寿？古时候的人，都能活100多岁而动作不衰；而现代人，活到50岁就衰老了。是世道变了呢？还是现代人不行了？

岐伯对曰："上古之人，其知道者，法于阴阳，和于术数，食饮有节，起居有常，不妄作劳，故能形与神俱，而尽终其天年，度百岁乃去。"

为什么现在的人会早衰？岐伯对曰："今时之人不然也，以酒为浆，以妄为常，醉以入房，以欲竭其精，以耗散其真，不知持满，不时御神，务快其心，逆于生乐，起居无节，故半百而衰也。"

大道至简。

能否长寿,关键在于,能否遵循养生之道。

衰老是自然规律,而使用正确的养生方法,可以延缓衰老,达到健康长寿的目的。

在世界传统医学史上,中医是仅有的延续上千年,至今仍能广泛、有效地发挥维护健康、防治疾病作用的。强调养生之道,是中医至今不衰败的原因。

养生之道,不仅能让无病的人在遵循之后,能够保障生存质量和自然寿命,还可以让得病的人遵循之后,提高现实的生存质量和延长寿命。

我们再来看看《黄帝内经》中提出的3条中医基本原理:

(1)上工治未病,下工治已病

高明的医生在未得病的时候就强调治理,技术很一般的医生治疗的是已经生病的人。治疗疾病的技术再高明,也不如让人不得病高明。治未病,实际上就是无病要养生的意思。

(2)正气存内,邪不可干

人的身体状况很好,抗病能力很强,疾病就无法滋生、肆虐。人体的抗病能力从哪里来呢?除却通过个人努力无法改变的因素,主要来自于正确的养生方法。

(3)有胃气则生,无胃气则死

得病之后,医生必须首先判断病人的胃气有无。胃气,是人体吸收外界有益物质为己所用的能力。无论治病还是养生,如果选择损害胃气的方法,都是错误的。有胃气,才有生命,才有长寿。

上述3条,说的是同一件事——中医养生。

对养生而言,有一种说法是:下士养身,中士养气,上士养心。这里的"心",与中医理论中五脏六腑的"心"密切相关,但并非完全等同,更不是西医解剖学中的"心"。在中医理论中,心主神明,"心为君主之官",心宁则体健,犹如国有明君,要体健就必须养心。心神不安,性情急躁,身形受损,外邪来袭或内外合邪,为致病之总因。因此,养生中的"养心"与五脏六腑中的"心"关系十分密切。

心为君主之官,可以主宰人身其他脏腑。心定则气和,气和则血顺,血顺则精充、气足、神旺,精充、气足、神旺者,五脏六腑安和,人体内部抵抗力强,正气存内、邪不可干,因而不易患病;即使因外邪强大导致人体生病,善于养生之人也相对更易痊愈。

故养生当以养心为主。

"养生"的目的是让人们顺应自然,尽量延长生命时限,尽力提升生活质量。

简单通俗地说就是更健康、快乐、轻松地生活。

顺应自然,就要做到顺应外界大自然的自然规律(天人和),顺应人与人之间的自然生活状态(人际和),顺应自己内在的禀赋特性和以心为主导的脏腑自然功能状态(自我和),这三者是缺一不可的。

经过十余年的快乐养生法研究,我总结了一下中医养生的精髓,就是以下20个字:

宁神定志、生活简朴、起居有常、合理饮食、适当运动。

本书就此养生精髓进行了详细的讲解,按照本书介绍的方法做,你就会发现,养生原来如此简易。

2. 养生是不是苦差事

很多人会觉得养生这事恐怕会很辛苦、很复杂,其实不然。

中医的养生之道,是通过养生手段让人体达到顺应自然的境界,只要遵循养生之道,顺势而为,就可简单轻松地达到养生的目的,并不一定需要复杂繁琐的程序;而人体健康是人生快乐幸福的源泉,因此**养生—健康—快乐**,循环往复,人生就可以进入良性循环的轨道,活得越来越轻松。

但是,养生行为是一种主观行为,终究是要落实到具体操作中的,要有一些付出。本书着重说明怎样能够简单、快乐、有效地养生。

3. 什么时候需要养生

养生是对我们健康和生活有益的,但再好的方法都是要付出精力和时间的。如何让我们的付出收益最大化？这就要考虑一下养生的时机问题。

其实养生是随时随地体现在人们日常的生活中的,只是很多人没有意识到罢了。良好的行为习惯、健康的思维方式都是养生的内容。养心是养生的重要组成部分,通俗点讲就是我们的处事心态直接影响着我们的养生,良好的处事心态本身就能解决很大一部分的养生问题。**那么,我们什么时候需要养生呢？**

当你生病了,当你感到身体不舒服了,当你感到心里不自在、不快乐了,就说明你的身体或心理出现问题了,这时候你就需要停下脚步,静心地思考一下如何调节自己的心态和行为,并积极地采取行动,让自己的身心更顺应自然,这就是养生。

二、治未病理论是中医养生体系的核心理论

◎治未病的由来
◎治未病的三个层面

刚才说过在世界传统医学史上,中医是硕果仅存的,强调养

生之道,是中医至今不衰败的原因,中医有一套悠久而完善的预防疾病的方法——中医养生体系。

中医养生之道不仅让无病的人遵循使用之后,能够保障生存质量和自然寿命,而且让得病的人遵循使用之后,也能够保障生存质量和自然寿命。

我们认为,治未病理论是中医养生体系的核心理论。

1. 治未病的由来

我们先来看看什么是"未病"。

"未病"一词见于《素问·四气调神大论》:"是故圣人不治已病治未病,不治已乱治未乱,此之谓也。夫病已成而后药之,乱已成而后治之,譬犹渴而穿井,斗而铸锥,不亦晚乎!"

《素问·刺热》说:"病虽未发,见赤色者刺之,名曰治未病。"《灵枢·逆顺》谓:"上工刺其未生者也;其次,刺其未盛者也……上工治未病,不治已病,此之谓也。"

这几段文字都在强调在疾病发作之先,把握时机,予以治疗,从而达到"治未病"的目的。

《黄帝内经》中还有一些隐含治未病思想的篇章,如《灵枢·贼风》提出的"故邪"概念,《素问·刺法论》所云"以法刺之,预可平疴"。

现在,治未病学说日益受到重视。

2. 治未病的三个层面

"治未病"是中医理论体系中重要的组成部分之一,它提出了一种较高的医学境界。这一思想突出了根据疾病的体征、症状及其发展规律和发展趋势,进行早期、有预见性的合理防范,防止疾病的发生、发展和传变,在中医的医疗实践中发挥着重要的指导作用。

药王孙思邈在《备急千金要方》中指出:"为医者当先洞晓

病源,知其所犯,以食治之,食疗不愈,然后命药。"认为食疗应该运用于药疗之前,可见其作用不容忽视。孙思邈将疾病分为"未病""欲病""已病"3个层次。

我们认为"未病"有3层含义:

(1)"无病":即没有疾病的健康状态。

(2)"病而未发":即健康到疾病发生的中间阶段。

(3)"已病未传":即身体某一器官已有疾病,没有影响到其他器官。

根据上述3层含义,治未病包括3个层面:

一是"未病先防",即健康的时候要注意保健。

二是"防微杜渐",即疾病早期有轻微表现的时候要积极处理。

三是"既病防变",即疾病已经产生,要积极治疗,尽可能控制其发展。

中医"治未病"思想主张通过精神调摄(心养)、饮食调养(食养)、运动锻炼(术养)等个人养生保健方法和手段来维系人体阴阳平衡,提高机体防病抗病能力,以期达到**"正气存内,邪不可干"**,从而维护**"精神内守,病安从来"**的健康状态,这也正是养生的目的。

三、了解一下中医养生的内容

◎顺应天时

◎饮食调养

◎节制性欲

◎调节情志

◎适量运动

◎初病调理

◎药饵养生

既然本书讲的是快乐养生法,是中医养生的具体、简化的应用,那么我们先来了解一下中医养生的理论体系,从宏观上了解一下中医养生。

《黄帝内经》中养生保健、预防疾病的思想对人体健康长寿有重要影响,这一思想至今仍然有效地指导着人们的实践活动。

中医学认为,世界上的任何事物都不是孤立的,而是处于相互联系、动态和谐的状态,人的生老病死始终受到外界环境、气候的直接影响。中医养生的主要内容具体包括以下几部分。

1. 顺应天时

自然界有春、夏、秋、冬之分,气候相应有温、热、凉、寒之变。中医认为,人禀天地之气生,四时之法成,讲究天人相应,因此生活在其中的人,就应当根据气候的不同变化而采取相应的养护和保健方法,才能使自身保持相对稳定的状态,取得较好的养生效果。

人生活在自然之中,必须顺应季节气候的变化规律,调整自己的各种行为,从而达到顺应自然的目的。

四时养生是中医养生学的重要组成部分。

2. 饮食调养

饮食养生的重要性显而易见。

中医认为脾胃为后天之本、气血生化之源,"饮食自倍,肠胃乃伤",因为饮食不节制,暴饮暴食,会伤及脾胃,如果脾胃功能衰弱,人体会出现营养失衡、脏腑功能减退,导致正气虚衰,自然难以健康长寿。《黄帝内经》中有许多饮食宜忌的论述。

唐代孙思邈对饮食宜忌的论述更全面,他要求饮食不可过饱、温度适中偏温,对饮食方法、饮食卫生做了详细的描写,如要细嚼慢咽、进食之时不可大声讲话、少食用不新鲜的食物等,这对避免损伤脾胃以及防止食物中毒、预防传染病乃至祛病延年都有积极而重要的意义。

3. 节制性欲

正常的性生活是成年人日常生活的重要组成部分,然而纵欲过度,就会损伤肾精、肾气。

中医认为,肾为先天之本,人体的生长发育有赖于自身肾气、肾精的充实,肾气、肾精充盈则生生不息,人的生命活力和抗病能力就会强盛。如何保护肾气、肾精不发生过度流失呢? 非常重要的一个方面就是必须节制性欲,以防太过,假如贪色好艳,纵欲无度,势必会损精折寿,难以健康。

4. 调节情志

《黄帝内经》有言:"恬淡虚无,真气从之"。中医养生实践表明,情志舒畅平和是健康长寿一个极其重要的条件。

《养生延寿录》中云:"养性之道,莫大忧愁大哀思,此所谓能中和,能中和者必久寿也。"养性是养生的重要组成部分,会养生的人一定要以平和的心态去应对坎坷的人生,无论在什么状态下,都要能够摆脱大喜、大悲、大忧、大怒的不良危害。

究竟怎样才能达到这样的状态呢?

我们的主张是静心。养生求静,就是要使身心处于万虑皆息、独存一念的境地。

中国养生文化强调动静结合,"静"的目的是使身心处于思虑平静而且身心和谐的状态;更为重要的是,要求自己必须具有高尚的情操和宽阔的胸怀。

正如孙思邈所说:善养生者"勿汲汲于所欲","心无妄念","所至之处,勿得多求","且起欲专言善事,不欲先计较钱财"。

5. 适量运动

生命在于运动。

《吕氏春秋》有言:"流水不腐,户枢不蠹。"

人体是一个有机的活动体,生命也在人体正常的运动和新陈代谢中得以延续。合理适量的运动包括传统的体操、导引等,可以使人精力充沛,身体健壮。东汉时代,华佗就倡导锻炼强身以防病,并创立了"五禽戏",以模拟五种动物("曰虎、曰鹿、曰熊、曰猿、曰鸟")的舒缓运动来促进身体的健康,他明确指出:"人体欲得劳动,动摇则谷气得消,血脉流通,病不得生。"

孙思邈在《备急千金要方》中也说:"养性之道,常欲小劳,但不可使之极耳。"提醒人们经常活动筋骨可以祛病延年。

人在进入老年期后,随着一系列生理变化,体内的代谢功能下降,更应加强适度的体育锻炼,以利于保持健康,延年益寿,尽享天年。

6. 初病调理

人的一生,因为禀赋各异,体质不同,加之病魔无情,身体每时每刻都有可能受到伤害。因此,应当在发病之初就及时就诊、及时治疗,"既病防变"的理念是中医治未病理念的重要组成部分,是中医养生学的重要内容之一。

7. 药饵养生

服食药饵以保养身体,古人重视服药饵来防病治病、养生延年,并拟定了许多延年益寿的药饵、药方,特别是采用《神农本草经》中的上品药物养生保健,卓有成效。

以往养生保健往往选用单一品种中药或者成品,比如阿胶、枫斗、人参或者某些保健产品。如今,随着生活水平提高和养生理念改进,诸如养生膏方、药丸等个性化养生手段越来越受重视,主要以辨证论治为原则,调和人体阴阳平衡,从而更好地发挥中医的养生保健作用。

药饵养生在慢性疾病调治和增强体质两方面应用较多,随着生活品质、对健康需求和制剂技术的提高,应用范围和时间跨度上都有提升,从传统的冬季膏方延伸到四季膏方,从单一的膏方剂型延伸到药丸、胶囊和颗粒剂等。

现代人有急功近利的倾向,往往重视药饵养生,这里必须说明的是,养生不可单靠药饵,养生是一个系统工程,药饵养生仅仅是养生手段之一,单纯依靠这一手段的结果是不理想的,**"虽常服药饵而不知养性之术,亦难以长生也"**。

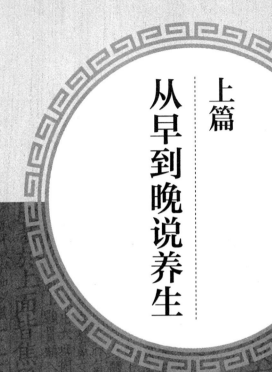

上篇

从早到晚说养生

一、（5：45~6：00）起床四部曲

（一）叩天钟

◎什么是叩天钟
◎叩齿法的具体做法

1. 什么是叩天钟

有一句民谚："朝暮叩齿三百六,七老八十牙不落。"说的就是叩齿养生法。叩齿养生法就是上下牙有节奏、适度地反复相互叩击,是一种自我保健方法,俗称"叩天钟"。

2. 叩齿法的具体做法

> 精神放松,口唇微闭;
>
> 心神合一,默念叩击;
>
> 先叩臼牙,再叩门牙;
>
> 轻重交替,节奏有致。

终结时,再辅以"赤龙搅海,漱津匀吞",效果更佳。

什么是"赤龙搅海,漱津匀吞"呢?

具体的做法是端坐,闭目冥心,舌尖轻抵上腭,调和气息,舌端金津玉液频生,当津液满口后分 3 次咽下,咽时要汩汩有声,意念直送下丹田。

我们来看看传统中医理论是怎么看待这种养生方法的。

清代尤乘的《寿世青编》说："齿为筋骨之余,宜常叩击,使筋骨活动,心神清爽……"

《素问·上古天真论》说："肾气盛,齿更发长。"《素问·阴阳应象大论》说："肾生骨髓……在体为骨"。《类经》说："肾主骨,

齿者骨之余也。"也就是说,人体骨骼有赖于骨髓的营养,而骨髓为先天之本肾精所化生。肾精衰少,则不能充养骨髓,代表"肾之标、骨之本"的齿就会生长迟缓,新陈代谢功能低下,牙齿或松动,或质蚀,或病变,或脱落。

现代医学也认为,经常叩齿,不仅能促进局部血液循环,保持并增强咬肌和牙齿根基部的整体功能。

最为可贵的是,经常叩齿还能十分有效地增强牙周黏膜组织纤维结构的坚韧性,提高牙齿抗龋能力和咀嚼功能,促进口腔、牙床、牙龈和整个牙齿的血液循环,增加唾液的分泌量,改善并及时充盈其中的组织营养,增强牙齿的抗病抗菌能力,从而使牙齿变得更加坚固,整齐洁白,丰润光泽。

中医认为,人的舌体与脏腑有着密切的关系。舌尖属心,舌边属脾,舌根属肾,舌两旁属于肝胆,舌中心属胃。经常运动舌体,有益于脏腑的健康。久行此法,五脏邪火不炎,气血流畅,百脉调和,有益寿之功。

(二) 干梳头

◎梳头养生的实例
◎干梳头到底有没有理论依据
◎梳头有什么具体的功效呢

每个人都会梳头,但是可能不知道每天梳头是一件极为重要的事。实际上,梳头就是在梳经络。

干梳头的具体做法是:

两手指尖接触头皮,由前向后梳理头发(要兼顾一下太阳穴,从后脑下时,顺便轻抚一下两侧颈部的肌肉)。在梳理的过程中,头部会感到舒适。

然后,用双手空心掌从双侧由前额部开始向后颈部轻轻拍打头部。操作的时候一定要用空心掌,而不用实心掌。感觉疼痛的部位可多拍几下。注意掌握力度,不可过大。这样可有效地疏通头部经络,起到消瘀、醒脑的作用。

1. 梳头养生的实例

◎北宋文学家苏轼一度头发脱落严重,后来他接受一位名医劝告,早晚坚持梳头,不久即愈。

◎南宋大诗人陆游,每日晨起坚持梳头,在白发上梳了再梳,终于梳出"胎发茸茸"(黑发),并写下"觉来忽见天窗白,短发潇潇起自梳"的诗句。

◎明代养生学家冷谦(有记载说他寿命超过百岁),一生注重养生,所著《修龄要旨》一书,提出"十六宜",第一就是"发宜常梳"。

◎明代学者焦曾写道:冬至子夜时,梳头千二百次,以赞阳气,经岁,五脏流通,为"神仙梳头法"。

◎清代慈禧太后每日叫太监梳头,年过七旬,仍青丝满头。

2. 干梳头到底有没有理论依据

大脑是人体的高级神经中枢。《灵枢·海论》中讲:"**脑为髓之海,其输上在于其盖,下在风府**。"《素问·脉要精微论》中也指出"**头者精明之府**",是气血汇集之处,《灵枢·大惑论》说:"**五脏六腑之精气皆上注于目**。"同时,脑为奇恒之腑,与心、肝、肾、经络系统关系紧密,即"**牵一发而动全身**"。

现代研究认为,梳头疗法是以经络全息学说和大脑功能定位学说为理论基础,使用梳具刺激头部穴区和脏腑相对应予头部体表的全息区,将操作所产生的生物信息,通过经络和全息的感传关系,使头部毛孔开泄,邪气外排;能提高机体抗病能力,加强器官组织细胞的新陈代谢。

中医认为,干梳头能疏通经络、宣通气机、振奋阳气和补阳祛瘀,达到调理脏腑的效果。

我们在生活中常有这样的感觉,每当疲劳烦闷时,若能洗头或梳头,就会感到头脑清醒、全身轻松、精神振奋,原因就是在洗头或梳头过程中,头部的许多经穴受到梳具或手指的刺激,经络气机畅达。

如果大脑长期处在紧张状态,其自身的活动能力则会减弱,出现头昏失眠、记忆力减退、思维迟钝,久而久之,必将影响到身体各个器官发生变化,导致多种疾病,加快衰老进程,影响生命质量。

3. 梳头有什么具体的功效呢

《黄帝内经》认为:头为诸阳之会,手足三阳经皆汇聚于头,人体的精明活动要靠人体先天和后天的精气来维持。若有病变,则会出现"头颈低垂,不能抬起,两目凹陷无光"的精衰神乱之象。

中医学研究认为:人体的十二经脉和四十多处穴位以及十多个特殊刺激区均汇聚于头部。头顶中央有百会、四神聪穴,项后枕骨一带有风池、哑门、翳明、玉枕、翳风穴,两鬓有太阳、率谷穴,额前还有印堂穴。

如以手指或梳子替代小银针,对这些穴位和经脉进行"针灸性"的按摩或刺激,能够疏通十二经脉,促进大、小周天血液循环,使气血流畅,调节大脑神经功能,增强脑细胞的新陈代谢,延缓脑细胞的衰老,增强记忆力,醒脑提神;还能够消除劳累疲倦,缓解失眠烦躁、三叉神经痛、偏头痛等病症,并有聪耳明目等效果,甚至能起到意想不到的美容效果。

具体作用如下:

(1)**流通血脉**:中医认为,头为一身之主宰,诸阳所会,百脉相通。发为血之余、肾之华。人体十二经脉和奇经八脉都汇聚于头部,有近50个穴位。经常梳头,对这些穴位能起到按摩作用,可使头部经络气血通畅,促进诸阳上升,百脉调顺,阴阳和

谐,具有疏通经络、运行气血、清心醒目、开窍宁神、平肝息风的
功效。

（2）**明目祛风**：在梳头时,梳齿与头发的频繁接触摩擦,可
产生电感应,对头皮末梢神经和皮下毛细血管是一种良性刺
激。通过大脑皮层,能使头部神经得到舒展和松弛,有利于中枢
神经的调节,加速血液循环,消除大脑疲劳,使人思维敏捷、记忆
力增强,从而延缓大脑的衰老。实践表明,坚持梳头对预防感
冒、高血压、脑动脉硬化、脑中风等大有裨益。

（3）**祛除头痛**：关于疼痛的机制,中医认为:"不通则痛,通
则不痛。"而梳头能通络活血,使头痛缓解。明代《摄生要录》认
为,发为血之余,一日一次梳头,可疏通血脉、散风除湿。这是因
为头皮受到梳摩的刺激后,皮肤产生生物电流,可直透皮肤到达
骨膜,使血管痉挛得到解除,血流通畅,疼痛缓解。临床实践证
明,梳发对防治肌肉紧张性头痛、神经性头痛、偏头痛、三叉神经
痛、神经衰弱头痛等效果良好。

（4）**稠密头发**：头发早白、脱落,是困扰现代人的一大健康
问题。针对这一问题,其实古人早有妙方。在《养生方》中说到
梳头具有"发不落而生"和"头不白"的神奇效果。现代医学研
究表明,头皮层下面有一个造发系统,每一层组织都在不断地吸
取营养来支持头发的生长。梳头时的温和刺激,通过神经的反
射作用,可促进头部血液循环,加快细胞的新陈代谢,增加对头
皮及毛发的血氧供应,使头发变得乌黑光润。

有人说梳头多了,容易损伤毛囊。其实用 10 个手指指腹来
梳,怎么梳都损伤不了毛囊。

有人说,我不敢梳头,因为头发本来就少,还老掉。其实那
些会掉的头发是在头上面浮搁着的,只有把它们除掉,别让它们
也跟着一块吸收、消耗营养,剩下的头发才能是茁壮的。

关于干梳头,笔者主张"日梳五百不嫌多",要求最好晨起后梳一回,中午休息后梳一回,晚上休息前再梳一回。每回以两分钟梳 60~100 次为宜。只要你持之以恒地梳头,就会感到头清目明,食欲增加,精力充沛,睡眠良好,白发变黑。

·必备常识 ····································
干梳头是一种保养人体精、气、神的最简单经济的增寿保健方法。

(三) 冷洗脸、温刷牙

◎冷水洗脸可预防感冒
◎温水是口腔保护剂

我国许多地方都流传着这样的民间谚语:

"冷水洗脸,美容保健","温水刷牙,牙齿喜欢","热水洗脚,如吃补药"。这些谚语都是有一定科学道理的,尤其在冬季,更不要忽视像洗脸、刷牙这样的日常小事。

1. 冷水洗脸可预防感冒

很多人都有这样的体会,早晨起床或午休后,用冷水浸过的毛巾湿润脸部,顿时有一种脑清目明的感觉,精神也为之一振。在冷水洗脸的过程中,冷水的刺激既可改善面部的血液循环,又可改善皮肤组织的营养结构,增强皮肤的弹性,消除或减轻面部皱纹。

冷水洗脸不仅有利于美容,还有利于保健。冷水洗脸的保健作用在于:锻炼人的耐寒能力,预防感冒、鼻炎,对神经衰弱引起的神经性头痛患者也有益处。当然,洗脸用的冷水温度也不能太低,以高于 10℃ 为宜,这样的温度在寒冷的冬季会有一种温热感。也有人认为正确的洗脸方式应采用温水和冷水交替的方法。

2. 温水是口腔保护剂

中华护理学会 2009 全国口腔科护理学术交流暨专题讲座的会议论文汇编中《预防牙病的日常护理重在刷牙》的内容表明,人的牙齿能在 35~36.5℃ 的口腔温度下进行正常的新陈代谢。如果经常给牙齿骤冷骤热的刺激,则可能导致牙龈出血、牙髓痉挛或其他牙病的发生。有研究认为,用温水刷牙有利于牙齿的健康。反之,长期用凉水刷牙,就会出现"人未老,牙已老"的结局。

第五次全国中西医结合养生学与康复医学学术研讨会论文集中探讨起居养生法时提到,牙齿的寿命平均比人的寿命短10年以上,根源便出在"凉水刷牙"这一群体习惯上。实践也证明,35℃ 左右的温水是一种良性的口腔保护剂,用这样的水漱口,既于牙齿有利,也于咽喉和舌头有利,还能清除口腔里的细菌和食物残渣,使人产生清爽、舒服的口感。

(四)晨起喝杯水

◎喝什么
◎什么温度最适宜
◎怎么喝
◎喝多少

毫不夸张地说,每天早晨起来的第一杯水,喝的"技巧"好坏,直接关系到肠胃一整天的清爽。这杯水喝的效果好坏,大有讲究。

门诊时,本人就经常和病人提起,想要机体健康,必须保持水分的平衡。正常人在一天中需要饮用 7~8 杯水,其中清晨的第1杯水尤其重要。那么,这杯水到底该怎么喝?

1. 喝什么

早上喝杯白开水。

白开水是天然状态的水经过多层净化处理后煮沸得来,水中的微生物已经在高温中被杀死,而水中的钙、镁元素对身体健康是很有益的。有研究表明,含钙、镁等元素的硬水有预防心血管疾病的作用。

早上起来的第一杯水最好不要喝果汁、可乐、汽水、咖啡、牛奶等饮料。这是因为汽水和可乐等碳酸饮料中大都含有柠檬酸,在机体代谢过程中会加速钙的排泄,降低血液中钙的含量,长期饮用会导致缺钙。而另一些饮料有利尿作用,清晨饮用非但不能有效补充机体缺少的水分,还会增加机体对水的需求,反而造成体内缺水。

一般情况,早晨起来喝白开水就可以了。运动锻炼者、体力劳动者,因为出汗较多,电解质丢失较多,可以适当地喝一点淡盐水,因为这有助于补充电解质的。

2. 什么温度最适宜

本人门诊时,曾遇到过这样的病友,他早上起床后的第一件事,就是喝冰箱里的冰水,觉得这样最提神。问他怎么会想到这样喝水,他说只是觉得这样舒服,没多想好坏。事实上,早上喝这样的水是不对的,此时胃肠都已排空,过冷或过烫的水都会刺激肠胃,引起肠胃不适,后来他的胃肠功能紊乱和体质亏虚应该与这个有关系。

晨起喝水,温度是有讲究的,以 20~25℃的白开水为最佳,可以减少对胃肠的刺激。研究发现,煮沸后冷却至 20~25℃的白开水,比较容易透过细胞膜,并能促进新陈代谢,增强人体的免疫功能。习惯喝 20~25℃白开水的人,体内脱氧酶的活性较高,新陈代谢状态好,肌肉组织中的乳酸积累较少,不易感到疲劳。

3. 怎么喝

喝水,可不是简单拿起杯子,咕噜咕噜往下灌就行了,我见到过许多年轻人,运动后喝水喜欢一口气喝一瓶,这样的方式是不适合我们晨起喝水养生的。

清晨喝水必须是空腹喝,也就是在吃早餐之前喝水,否则就起不到促进血液循环、冲刷肠胃等效果。最好是小口小口地喝水,因为饮水速度过猛对身体也是不利的。

4. 喝多少

大家都知道,一个健康的人每天至少要喝 7~8 杯水(约 2.5 升),若运动量大或天气炎热,饮水量也要相应增多。

清晨起床是新的一天身体补充水分的关键时刻,到底要喝多少水才合适呢? 此时喝 300~500 毫升的水最佳。

小知识

晨起运动 9 分钟

(《健康时报》冯理达)

1. 用双手十指干梳头 1 分钟　可以增加脑部血流量,使发黑有光泽。

2. 轻揉耳轮 1 分钟至发热　耳朵上的穴位对应全身穴位,此运动尤对耳鸣、健忘者有利。

3. 转动眼睛 1 分钟　可顺转、可逆转。此法可提神醒目、锻炼眼肌。

4. 轻叩牙齿和伸缩卷舌 1 分钟　叩齿可健齿,卷舌可使神经系统反应更灵敏,从而增加人体灵敏度。

5. 伸四肢 1 分钟　可使血液迅速到达全身,给心脑提供足够的氧气和血液,预防心脑血管病,同时又可增加四肢的灵活性。

6. 轻揉肚脐 1 分钟　双手掌心交替轻揉肚脐上下左右,也可旋转揉搓。可增强胃肠功能,有助消化吸收。

7. 提肛 1 分钟　可防治痔疮及前列腺增生。

8. 蹬摩脚心 1 分钟　脚是人的第二心脏,蹬摩脚心可促进全身血液循环,活经络、安心神、增血脉、调脏腑、去百病。

9. 左右翻身 1 分钟　活动脊椎、大关节及腰部肌肉。有强身健体之功效。

二、(6:00~7:00)晨间运动

(一) 快乐运动

要做单纯的、没有功利性的锻炼!

养生离不开运动,说起运动,很多人应该都有切身体会,但是同样有困惑。

怎样运动才健康,怎样运动才能达到养生的目的?

我们从小就受到各种关于运动的教育,比如"生命在于运动""饭后百步走,活到九十九"等等。在年少时,大家往往对运动的目的没有过多关注,锻炼的主动性也不足,至于如何科学锻炼更是一无所知。

学生时代的锻炼不外乎两种:其一是课外的自由体育锻炼,此时可以暂时脱离书山题海。这种运动还是带有一点自由和快乐的。其二是被体育老师"逼"着运动,笔者印象最深的是读中学时体育课一开始就是全班被迫跑 1000 米,因为是慢跑,刚开始同学之间还有说有笑,到后来就气喘吁吁、面色苍白了,

有些人最后只能用走的方式来完成任务。

无论是被迫还是自愿,相对而言,学生时代的运动锻炼还是比较多的,功利性也不是很强。工作以后的锻炼就是另一回事了,有其明显的特点。

一是功利性极强:一般人只有在身体出现不健康信号的时候,才想到锻炼,如体重超标了,血脂血糖高了,脂肪肝出现了,失眠变平常了,颈椎病不期而至了。由于生活方式的改变、饮食结构的变化,上述现代病出现的概率不断增高,当出现这些健康问题的时候,去医院咨询医生,往往是在医生的建议下,才制订"宏大"的运动锻炼计划。

二是很容易放弃:一时冲动定下的看起来很完美的运动锻炼计划总是不能持之以恒。大家都知道"坚持到底就是胜利",但是很多人只会用这句话来教育别人,却为自己的放弃另找冠冕堂皇的理由,比如药物治疗可以代替运动,比如工作太忙没有时间锻炼,比如锻炼了一段时间好像效果不明显……理由层出不穷,总结起来就两个字——"放弃"。

其实,只要把锻炼的功利性隐藏于其带来的快乐背后,锻炼就可以变成一种享受,而不再会痛苦不堪。

记得有一次笔者外出,看见路边公园里有一组滚铁环的雕塑,令笔者想起有点遥远的孩提时代,女孩子喜欢玩跳橡皮筋,男孩子喜欢玩滚铁环这些运动,滚铁环也就是通过手上的控制杆使一个圆的铁环在地面上垂直滚动,技术好的还可以跨越障碍物和玩花样,大家乐此不疲,在奔跑中享受着快乐。这种单纯的没有功利性的锻炼,对健康最有利,我们日常的运动锻炼最好能达到这种状态。

当我们把锻炼当成是生活的一部分,重视锻炼过程带来的快乐,而不是看重锻炼之后的结果,比如总是关心体重降了吗、血脂还高吗或者血糖正常了吗,那么锻炼给你带来的就将是愉悦的生活情趣,而不是沉重的压力。

运 动 真 谛

有人问一位常年坚持慢跑晨练的老者:"是什么让您坚持慢跑这么多年?"老者回答:"因为路在那里,所以跑在路上。"所有准备运动养生的人可以仔细揣摩和感悟一下其中的深刻含义。

(二) 意念运动法

◎意念运动主要内容
◎意念运动前准备
◎意念运动后休整

运动养生的作用是明确的,但是什么样的运动才有养生作用呢? 中医运动养生的方法主要有五禽戏、太极拳、八段锦、易筋经等。

这些运动养生方法强身健体作用明确,不但是增强人体精气神的好方法,而且也体现了人们追求长寿、追求无疾而终的理想,具有内练筋骨、调整气血、协调脏腑和安神定志的效果,可以说是中医形神兼养的典范。但要掌握这些运动养生方法需要复杂的操练,往往令人知难而退。一句话:心有余而力不足。

下面介绍一种简单易行的运动养生方法,既结合运动和气功养生的精髓,又行之有效。

意念运动法是将意念和运动有机结合在一起的运动方法,运用几个简易的数字,简单易行易记,从而为达到更有效的锻炼、养生提供了一种切实可行的方法。具体做法如下:

"意念运动三五七,排出浊气存清气。"

1. 意念运动主要内容

"三"：每日运动 30 分钟,步行或慢跑 3 公里。

"五"：每周运动 5 次以上。

"七"：运动后心率(次 / 分)+ 年龄(岁)=170

2. 意念运动前准备

"三"：饮温水 300 毫升。

"五"：活动四肢,调整呼吸,以期调和五脏。

"七"：扩胸转颈,七窍通畅。

3. 意念运动后休整

"三"：饮用适温的淡盐水 300 毫升。

"五"：静心调整呼吸,使五脏安和。

"七"：休息 7 分钟后温水沐浴,更衣。

这种运动养生法适用于所有人群,持之以恒,必有收获。

(三) 慢跑跑出真健康

◎运动量和速度是可以量化的

下面告诉大家一种融合了上述理念和原则的最简单的运动方法——**快乐慢跑法**。

慢跑之前的准备,如衣服宽松、跑鞋适脚之类,在此就不多说了。

快乐慢跑就是每天清晨慢跑 30 分钟,速度不能过快也不能过慢,讲具体点也就是 30 分钟时间跑 3 公里左右。最好在运动结束时心率控制在(170– 年龄)次 / 分左右。

快乐慢跑法的运动量和运动速度是可以量化的。

有人说测心率太麻烦,这里介绍一个经验,大致准确,就是慢跑运动后看看能不能完整地讲一句话,如果因为气急,说话要停顿了,可能就是运动速度或强度有点超量了。

其实慢跑中最重要的是"快乐"这两个字,这需要我们把慢跑的功利性隐藏于其带来的快乐之后,不要把慢跑看成痛苦不堪的浪费时间的过程,而是当成一种享受。

在慢跑的过程中,可以把某些不良情绪想象成空气和汗水,让它们随着汗水飘散,在运动之后洗个温水澡,就可以精神焕发地开始一天的工作了。

三、(7:00~7:20)三餐饮食的学问

(一)正确的吃喝是通往健康的捷径

◎正确的食物选择
◎适宜的烹饪方式
◎有规律的进餐习惯
◎有选择地使用食疗
◎身患疾病时正确地进行饮食调理

通往健康的途径有很多,正确的吃喝就是很多人想找的那条捷径。

饮食进步伴随着人类社会进步的脚步,从茹毛饮血的原始社会发展到饮食文化丰富多彩的今天,饮食习惯与方式的改进极大地促进了人类自身的健康。

饮食调理与我们的健康密切相关。

临床上经常可以遇到由饮食问题导致的健康问题。

曾经有这样一个患者,一次与朋友聚会时饮酒过度,当场呕吐不止、神志不清,继而呕吐咖啡色的液体,送到医院急诊,诊断为酒精中毒和急性出血性胃炎,经过抢救治疗后,生命无碍。可是患者从此胃痛症状反复发作,饮食不慎时则明显加

重,影响了日常的生活和工作。这就是典型的因饮食而影响健康的例子。

还有一个患者在学生时代不懂事,喜欢逞能,喜欢听别的同学说他胃口好,每次都吃到肚子很撑,刚开始没有什么大碍,几年后,只要略吃多一点,就腹胀明显,成家立业后,他的胃肠功能出现严重问题,腹胀每天发生,只要进食油腻和甜食就会泛酸水和嗳气,后来经过中药和饮食调理,病情基本缓解。

那么,应该怎样进行饮食调理呢?

饮食调理包括以下内容:

1. 正确的食物选择

每种食物都有自己的特性,按药食同源理论,各自具有不相同的四气五味和升降浮沉。根据每个人的体质正确地选择食物,对健康是大有裨益的。当然根据病情选择适宜的食物和适当的忌口方式,也能有效地缩短病程,减少患者的痛苦。

2. 适宜的烹饪方式

适宜的烹饪方式能有效地保证食物的有益成分不被破坏,减少食物中不利于人体健康的成分,增加色香味,从而增进食欲,促进健康。

3. 有规律的进餐习惯

人体作为一个有机整体,其各个器官和系统的功能都相互关联、互相影响,有规律的进餐,能有效地减轻消化系统的负担,这对消化系统疾病的患者尤其重要。同时"脾胃为后天之本",消化系统的功能健全,就能促进营养物质的吸收,保障人体各系统的功能,由此可见规律进餐对人体健康的重要性。

4. 有选择地应用食疗

"药食同源"是中医的一大特色,茶疗和药膳是中医在饮食指导上的具体应用,其对健康的作用功不可没,正确地选择食疗可以促进康复。

5. 身患疾病时正确地进行饮食调理

人体是一个阴阳平衡体,疾病的产生则是由于阴阳失去了平衡,患病时正确地进行饮食调理,适当地忌口,能有效地促进疾病的痊愈。

现代社会的许多生活方式是对健康不利的,其中不良的饮食习惯还没有引起人们足够的重视。大家一定要明白,健康是事业、快乐的基础,正确的饮食调理则是通往健康的捷径。

(二)万全饮食调控法

◎可以总结为一个字——饥
◎基本原则——七七二三,快乐健康

从健康角度讲,每个人都需要进行饮食调控,其中糖尿病患者、肥胖者、高血压、高尿酸血症患者及高危者更应该重视。从营养学上讲,有许多条款和细则可以遵循,但是实践起来有时真让人觉得无所适从,往往是"看看觉得有道理,做做不知该如何",或者有些时候细节过多,让人不得不放弃。

笔者认为,所谓的饮食调控,其实万变不离其宗。所以我根据"简易、快乐和有效"的原则,删繁就简,设计了一个简单的万全饮食调控法,让每个人都可以轻松掌握饮食调控,不再为饮食问题伤脑筋,更简单易行地为健康加油。

万全饮食调控法,是基本符合人类健康的饮食要求的,但也不是十全十美的,可能仍有某些不足之处,但是有一点可以肯定,那就是:比不顾及饮食原则胡吃滥喝好,比进食时精神负担很重好,比饮食时念念不忘忌口好。

1. 可以总结为一个字——饥

为什么必须保持一定的饥饿才是对养生有利呢?就是

"虚"的妙用。道家讲"虚则灵",原理上和谦虚使人进步、自满使人落后一样,人们经常保持"虚灵"的状态,才能保持清醒、保持健康,这也是养生的目的。

2. 基本原则——七七二三,快乐健康

（1）七七二三

"七":每餐进食量控制在七分饱程度。

"七":每餐素食占七成。

"二":每餐主食控制在二两。

"三":每日三餐,按时用餐。

（2）**"快乐健康"主要是指饮食过程中的情绪调节**

1）进食时,不能在思想上有负担。绝大多数糖尿病患者担心吃这个血糖会高,吃那个血糖会高;减肥者担心吃这个体重会增加,吃那个会胖;许多长期服药的患者,担心食物与药物会有反应;还有许多人道听途说,这个不吃、那个不吃……这些都使得在整个进食过程中没有丝毫的愉悦感,只有负担,不仅营养物质摄入不足,而且会造成胃肠功能紊乱,导致营养物质吸收不佳。

2）意念中想象进食是给机体补充能量,是给机体增加动力和活力的。

3）万全饮食调控法的食疗养生有两点必须记住:一是重视食疗的过程,目的性不能太强;二是贵在坚持。

4）"药补不如食补,食补不如心补",就是说心情的快乐占了养生的主导地位,如果快乐地进行食疗,养生的效果就会事半功倍。

很多病人贯彻了这一**大道至简**的饮食调控法,许多人的脂肪肝得到了控制,血脂也降下来了,痛风也好了,大部分人认为这是**简易、快乐和有效**的调控方法。

（三）中医食疗的原理

◎人体是一个阴阳平衡体
◎中医食疗就是利用食物来调和人体阴阳

中医食疗简单地说就是用食物来调理我们的人体,让人体更健康。

那么中医食疗是通过什么原理起效的呢?

1. 人体是一个阴阳平衡体

在回答这个问题之前,我们先来看看中医是如何看待人体和食疗养生的。中医学认为人体是一个阴阳平衡体,疾病的产生是由于人体阴阳失去了平衡,中医食疗的目的,简言之就是调和人体的阴阳,让我们的个体去顺应自然,这与中医用各种方法调理人体的目的是一致的。

2. 中医食疗就是利用食物来调和人体阴阳

了解了上述概念后,中医食疗的原理就比较容易理解了。中医食疗就是利用食物来调和人体阴阳,传统中医认为药食是同源的,许多食物可以做药,许多药物也是食物。从总体上讲药性偏烈,食性偏缓。中医食疗养生就是使用性味相对比较缓和的食物或药材,来纠正人体的阴阳失衡,一般来说相对安全,副作用小。

（四）一日三餐如何掌握

◎三餐食物的选择
◎三餐食量的科学分配
◎早餐吃饱
◎中餐吃好
◎晚餐吃少

一天要吃三餐饭,人吃饭不只是为了填饱肚子或是解馋,主要是为了保证身体的正常发育、新陈代谢和健康。实验证明:每日三餐,食物中的蛋白质消化吸收率为85%;如改为每日两餐,每餐各吃全天食物量的一半,则蛋白质消化吸收率仅为75%。因此,按照我国人民的生活习惯,一般来说,每日三餐还是比较合理的。

同时还要注意,两餐间隔的时间要适宜,间隔太长会引起高度饥饿感,影响人的劳动和工作效率;间隔时间如果太短,上顿食物在胃里还没有排空,就接着吃下顿,会使消化器官得不到适当的休息,消化功能就会逐步降低,影响食欲和消化。一般混合食物在胃里停留的时间大约是 4~5 小时,两餐的间隔以 4~5 小时比较合适。

1. 三餐食物的选择

一日三餐究竟选择什么食物,怎么进行调配,采用什么方法来烹调,都是有讲究的,并且因人而异。一般来说,一日三餐的主食和副食应该粗细搭配,动物食品和植物食品要有一定的比例,最好每天吃些豆类、薯类和新鲜蔬菜。

2. 三餐食量的科学分配

这是根据每个人的生理状况和工作需要来决定的。按食量分配,早、中、晚三餐的比例为 3:4:3,如果某人每天吃 500 克主食,那么早晚各吃 150 克、中午吃 200 克比较合适。

3. 早餐吃饱

如果不吃早餐,血液黏度就会增高,致使血液流动缓慢,天长日久,会导致心脏病的发作。因此,早餐丰盛不但能使人在一天的工作中都精力充沛,而且有益于心脏的健康。坚持吃早餐的青少年要比不吃早餐的青少年长得壮实,抗病能力强,在学校里表现得更加突出,听课时精力集中,理解能力强,学习成绩也更加优秀。

吃好早餐,也是干好工作的基本保证。这是因为人的脑细胞只能从葡萄糖这种营养素中获取能量,经过一个晚上没有进食,又不吃早餐,血液就不能保证足够的葡萄糖供应,时间长了就会使人变得疲倦乏力,甚至出现恶心、呕吐、头晕等现象,无法精力充沛地投入工作。

早餐是一天中最重要的一顿饭,吃好早餐,可使人长寿。早餐要吃好,是指早餐应吃一些营养价值高的食物,讲究少而精。这是因为人经过一夜的睡眠,头一天晚上进食的营养已消耗殆尽,早上只有及时补充,才能满足上午工作、劳动和学习的需要。在设计早餐时,应选择易消化、吸收,纤维素含量高的食物为主,最好能将主食的比例提高一点,如此,早餐将成为一天精力的主要来源。

一般情况下,理想的早餐应掌握 3 个要素:就餐时间、营养量和主副食平衡搭配。通常以起床后活动 30 分钟再吃早餐最为适宜,因为这时人的食欲最旺盛。

早餐不但要注意数量,而且还要讲究质量。按成人计算,早餐的主食量应在 150~200 克,热量应为 700 千卡左右。当然从事不同劳动强度及年龄不同的人所需的热量也不尽相同。如小学生需 500 千卡左右的热量,中学生则需 600 千卡左右的热量。从食量和热量而言,应占不同年龄段人群一日总食量和总热量的 30%。主食一般应吃含淀粉的食物,如馒头、豆包、面包等,还要适当增加些含蛋白质丰富的食物,如牛奶、豆浆、鸡蛋等。

4. 中餐吃好

俗话说:"中午吃好,一天好。"说明了午餐的重要性。由于上午体内热能消耗较大,午后还要继续工作和学习,因此,不同年龄、不同体力的人的午餐摄入热量应占其每天所需总热量的 40%。

主食根据三餐食量配比,应在 150~200 克,可在米饭、面制品(馒头、面条、大饼、玉米面发糕等)中间任意选择。副食在240~360克左右,以满足人体对无机盐和维生素的需要。副食种类的选择很广泛,如:肉、蛋、奶、禽类、豆制品类、海产品、蔬菜类等,可按照科学配餐的原则挑选几种,相互搭配食用。一般宜选择50~100克的肉禽蛋类,50克豆制品,再配上200~250克蔬菜,要吃些耐饥饿又能产生高热量的炒菜,使体内血糖继续维持在高水平,从而保证下午的工作和学习。

但是,中午吃好吃饱,不等于要暴食,一般吃到七八分饱就可以了。白领一族、少劳力的工作人群在选择午餐时,可以简单一些,如将清淡的茎叶类蔬菜、少许白豆腐、部分海产品作为午餐的搭配。

5. 晚餐吃少

晚餐比较接近睡眠时间,不宜吃得太饱,尤其不可吃夜宵。晚餐应选择含纤维素和碳水化合物多的食物。但是对一般家庭而言,这有可能是一天之中唯一的大家相聚、共享天伦的一餐,所以往往非常丰富,其实这种做法和健康理念相背。另外需要注意的是,晚餐前半小时应有蔬菜汁或是水果供应,这样主食与副食的量都可适量减少,以便到睡觉时正好是空腹状态。

饮食种类的选择上,寒性蔬菜如小黄瓜、菜瓜、冬瓜等晚上用量要少一些。晚餐应尽量在晚上8点以前完成,8点以后的任何食物对人体都是不利的。有些家庭喜欢食用荤菜,就要注意最好不超过1种,否则会增加机体负担。晚餐后请勿再吃任何甜食,否则容易损伤肝脏和脾胃。

(五) 晚餐的注意事项

◎晚餐要快乐进餐
◎晚餐要早吃

◎晚餐要以富含碳水化合物的食物为主

◎晚餐要吃得少

◎"上床萝卜下床姜"

1. 晚餐要快乐进餐

白天工作可能会有不良情绪,但是不能把这种情绪带回家。晚餐是夜生活的序曲,序曲的好坏,会影响一家人整个晚上的情绪。如果吃得愉快,这种健康欢愉的气氛会延续扩散到整个夜晚。共进晚餐时不要对家人进行批评和责问,否则会使人很不舒服。要坚守"待宾客如家人,待家人如宾客"的原则。切记不要把进餐时间当作训诫时间,如果要纠正孩子的行为,不妨在其他时间进行。

2. 晚餐要早吃

这是医学专家向人们推荐的保健良策。《扬州大学烹饪学报》中《科学晚餐的饮食原则》一文指出,晚餐早吃可大大降低尿路结石的发病率。人的排钙高峰期常在进餐后4~5小时,若晚餐过晚,当排钙高峰时,人已上床入睡,尿液便滞留在输尿管、膀胱、尿道等尿路中,不能及时排出体外,致使尿中的钙不断增加,容易沉积下来形成小晶体,久而久之,逐渐扩大形成结石。所以,傍晚6点左右进晚餐较合适。

3. 晚餐要以富含碳水化合物的食物为主

晚餐时蛋白质、脂肪类吃得越少越好。上文中还提及,晚餐时吃大量的肉、蛋、奶油等高蛋白食物,会使尿中的钙量增加,一方面降低了体内的钙贮存,诱发儿童佝偻病、青少年近视和中老年骨质疏松症;另一方面尿中钙浓度高,罹患尿路结石病的可能性就会大大提高。另外,摄入蛋白质过多,人体吸收不了就会滞留在肠道中,代谢后形成氨、吲哚、硫化氢等有毒物质,长期刺激肠壁有可能诱发癌症。

4. 晚餐要吃得少

晚餐吃得过多,还可引起胆固醇升高,刺激肝脏制造更多的低密度脂蛋白与极低密度脂蛋白,诱发动脉硬化。长期晚餐过饱,反复刺激胰岛素大量分泌,往往会造成胰岛素 β 细胞提前衰竭,从而埋下糖尿病的祸根。此外晚餐过饱还可使胃膨胀,对周围器官造成压迫,胃、肠、肝、胆、胰等器官在餐后的紧张工作会传送信息给大脑,引起大脑活跃,诱发失眠。

5. "上床萝卜下床姜"

这句民间健康谚语是很有道理的。人体在一天中有着固定的节律,上午工作学习紧张,代谢也比较旺盛。所以,如果在早上吃一些刺激人体兴奋、促进热量散发、提高身体活力的食物,可以使人们在上午时保持充足的精力。而在傍晚时分,人体变得内敛、安静,需要集中精力修复组织器官。所以晚餐就不能再吃让人兴奋的食物,也不该吃难以消化的油腻食物。那些容易消化,或者有助消化、能够让身体减少散热、减少兴奋的食物,都是晚餐的好选择。

姜、葱、蒜等调味品都是使人体温暖发热的食物,它们让人觉得很有精神,适合在早上和上午食用。萝卜能让人心平气和,晚上吃点清淡的萝卜,能帮助消化,通气顺畅。除了萝卜之外,各种清爽凉菜、杂粮粥、青菜豆腐之类,都很适合在晚餐食用。不少人喜欢晚上喝点莲子汤、百合汤,就是因为它们有安神的作用。如果在晚上吃油腻厚味的食物,特别是牛羊肉、煎炸食品,再加上辣椒、花椒、葱、姜、蒜,对身体就没有什么好处了,违背养生之道,天长日久就容易生病。

许多食疗调理的药膳,往往需要精心、静心地调配,相对而言程序比较繁琐,准备晚餐的时间相对充裕,因此,晚餐担负着食疗的重任。

（六）饮酒到底好不好

◎饮酒的关键在"少饮"
◎喝酒保健在晚上6点左右最好
◎正确的饮法应该是轻酌慢饮
◎喝酒的注意事项

人类最初的饮酒行为虽然还不能称之为饮酒养生,但却与保健养生有着密切的联系。最初的酒是人类采集的野生水果在适宜条件下自然发酵而成的,由于许多野生水果本身就具有药用价值,所以最初的酒可以称得上是天然的"保健酒",对人体健康有一定的保护和促进作用。

元代《饮膳正要》一书中,对酒的利害总括为:"酒,味苦甘辛,大热有毒,主行药势,杀百邪,通血脉,厚胃肠,润肌肤,消忧愁,少饮为佳。多饮伤身损寿,易人本性,其毒甚是也。醉酒过度,丧生之源。"

1. 饮酒的关键在"少饮"

酒里都含有乙醇(酒精),乙醇可以杀菌,就是所谓的"杀百邪"。人们把一些药如人参等放在酒里给病人服用,借酒"通血脉""主行药势",取得了更好的疗效。此外,还可以借酒御寒,少量饮酒可促进血液循环。有助于恢复体温,这就是下海渔民常带酒出海的原因所在。

酒有多种,其性味功效大同小异。酒的种类包括白酒、啤酒、葡萄酒、黄酒、米酒、药酒等。一般而论,酒性温而味辛,温者能祛寒,辛者能发散,所以酒能疏通经脉、行气和血、温阳祛寒、疏肝解郁、宣情畅意。

但过量饮酒,会导致大脑、肝脏、皮肤、心脏、胃和生殖器官受到不同程度的伤害。乙醇(酒精)伤害的不仅是饮酒者本身,而且还会波及其他无辜的人。例如,在喝过酒的情况下开车,会显示出对人的生命漠不关心,不只是对驾驶人和他的乘客,同时也是对无辜的大众生命的轻忽。

过度饮酒,谈何养生?饮酒一定要注意适度,而不能过度。

如果适量喝酒,又有点好菜,心情舒畅,往往对身体有益。因为乙醇(酒精)经肝脏分解时需要多种酶与维生素的参与,酒的度数越高,机体所消耗的酶与维生素就越多,故应及时补充维生素含量丰富的新鲜蔬菜、鲜鱼、瘦肉、豆类、蛋类等。而咸鱼、香肠、腊肉等食品,因含有色素与亚硝酸盐,与乙醇发生反应后不仅会伤害肝脏,而且易造成口腔与食管黏膜的损害,所以,不宜作为下酒菜。

2. 喝酒保健在晚上 6 点左右最好

因为乙醇经肝脏分解时需要多种酶与维生素的参与,而人体此时分解的解酒酶相对多一些,有利于乙醇的分解;再就是晚上喝酒不会影响生活和工作,对有些人还能促进睡眠。根据自己的体质状况,一般情况下,乙醇度数越高,则酒量就应相应减少。从一天的总量上来说,白酒一般应控制在 50 毫升以内,药酒控制在 100 毫升以内,黄酒控制在 100 毫升以内,红酒控制在 150~200 毫升,啤酒则控制在 500 毫升以内。

3. 正确的饮法应该是轻酌慢饮

许多人喝酒常一饮而尽,似乎一杯杯地干才觉得痛快,才显得豪爽。其实这样饮酒是不科学的,正确的饮法应该是轻酌慢饮。《吕氏春秋》说:"凡养生……饮必小咽,端直无戾。"清人朱彝尊在《食宪鸿秘》中也说:"饮酒不宜气粗及速,粗速伤肺。肺为五脏华盖,尤不可伤。且粗速无品。"笔者建议,吃饭、饮酒都应慢慢地来,这样才能品出味道,也有助于消化,不至于给脾胃造成过大的负担。

4. 喝酒的注意事项

饮酒能养生,并不是一件简单的事,其中有许多学问。除了要节制饮酒,还要注重酒的质量,讲究饮酒的环境和方法,什么时候能饮、什么时候不宜饮、在什么地方饮酒、饮什么酒、如何饮酒等,都有许多规矩和讲究。

(1)不要直接喝烈酒,必要时可以稀释后再喝。

(2)喝酒的时候不要吸烟:烟与酒碰到一起,危害更大。因乙醇而扩张的血管又因为吸烟而收缩,会给心脏带来负担,而且溶于乙醇的焦油会吸附在消化器官的黏膜上。应遵守"喝酒不吸烟,吸烟不喝酒"的原则。

(3)酒不要和药一起喝:有部分镇痛药和酒一起喝下之后,会破坏胃黏膜,引起胃溃疡。而酒和治疗糖尿病的药物一起服用会引发低血糖。不管哪种药,都不要和酒一起服用。

(4)不要一直喝到深夜:乙醇在肝脏中完全分解的时间约需6小时,因此即使少量饮酒,深夜12点之后也不要喝了,否则会妨碍第二天的工作和生活。

(5)不要每天喝酒:为了保护肝脏功能,应养成一周内至少两天不喝酒的习惯。如果长期每天喝酒,发展成酒精性脂肪肝的危险性很大。

要想真正做到饮酒养生,应当:饮酒时心情要好,酒量要适当,最好喝温酒,饮必小咽、不要混饮,空腹不要饮,不要强饮,酒后少饮茶。

温馨提示

很多人以为喝茶可解酒。其实酒后喝茶对身体极为有害。李时珍在《本草纲目》中这样写道:"酒后饮茶,伤肾脏,腰脚重坠,膀胱冷痛,兼患痰饮水肿、消渴挛痛之疾。"

（七）饭后百步走的真义

◎饭后应该什么时候走

◎饭后应该怎么走

◎饭后应该走多少

◎饭后百步走的注意事项

"饭后百步走，活到九十九"的真正含义我想大家不一定都知道。很可能，一直以来，大家对于这句古语都存在着一些误解。100步才用走几分钟啊，一般一两分钟就搞定了，这一两分钟的锻炼有用吗？很多人会说这是虚词、不是具体的数值，那么为什么不说十步走、千步走呢？饭后快步走对健康有好处吗？

我觉得真正的"百步走"很可能是"摆步走"，要大家饭后大摇大摆地走，也可以理解成悠闲地溜达，而不能像有氧运动要求的那样快走，像急行军似的走。"饭后百步走"最适合那些长时间伏案工作、形体较胖或胃酸过多的人。只要走上二三十分钟，就能促进胃肠蠕动、消化液分泌和食物的消化吸收。

"饭后"指的是一日三餐的哪一顿呢？早饭后要去上班工作，午饭后也要参加必要的活动，所以应当指的是晚饭后，晚饭后半小时摆步走，轻轻松松，对身体大有好处。

1. 饭后应该什么时候走

一般来说，放下筷子就走的习惯并不可取。因为，吃进去的食物需要在胃里停留一段时间，与帮助消化吸收的胃液相混合。进食后马上站起来走路，无疑会给胃增加许多紧张因素，破坏平衡。

因此，建议饭后休息二三十分钟再开始散步。

2. 饭后应该怎么走

胃肠道的消化吸收过程需要充足的血液供应，运动量太大,会增加肌肉组织的血液循环,血液就被分流到身体的其他地方,就会影响了营养成分的吸收。正确的走法可以用"闲庭信步"来形容,以轻松、悠闲为佳。

3. 饭后应该走多少

根据每个人的身体情况,饭后走动的时间可以在 15~30 分钟选择。体弱、年迈的人可以少走一些;平时缺乏运动、体重超标、消化不良、食欲不佳的人可以多走一些。

饭后散步与体育锻炼、有氧运动不同,它可以给人带来轻松愉快的心情和适当的胃肠保健,是健康生活的良好习惯。

4. 饭后百步走的注意事项

（1）患有胃下垂的人:饭后最好少走动,也不要长时间站立,可以坐下来或躺一会儿再活动。

（2）患有冠心病、心绞痛的人:进食后立刻进行大运动量的活动,有可能诱发心绞痛甚至心肌梗死。最好餐后 1 小时再散步,每次半小时,注意步速不要过快。

（3）患有高血压、脑动脉硬化、糖尿病的人:饭后最好静坐闭目养神 10~30 分钟再散步,马上散步易出现体位性低血压,导致头晕乏力,甚至昏厥。高血压患者散步时最好上身挺直,否则可能压迫胸部,影响心脏功能。走路最好前脚掌着地,不要后脚跟先落地,否则会使大脑处于不停的振动中,易引起一过性头晕。

（4）患有慢性活动性胃炎、消化性溃疡的人:饭后立刻散步会增加胃肠蠕动,吃进去的食物对胃壁产生刺激,不利于胃黏膜修复。

（5）患有贫血、低血压的人:饭后大量血液都供给胃部了,散步时很容易造成脑部相对缺血,出现头昏、目眩,甚至昏厥。一般来说,这类人可选择早起散步。

（6）高龄老人:不宜在饭后百步走。老年人因为消化功能本来就比较差,饭后大量食物集中在胃肠内,正需要较多的血液来帮助消化,如果此时马上来个百步走,势必要使一部分血液向下肢肌肉输送,胃肠供血就会明显减少,影响食物的消化吸收。高龄老人的血压在饭后一般都趋向下降,再百步走,就会增加心脏负荷,使心、脑供血不足,容易出现头昏、眼花、乏力、肢麻,甚至还可能突然昏厥跌倒,十分危险。因此对高龄老人来说,饭后最好静坐休息。

保健小贴士

饭后拍打散步　舒筋活络保健

不少人喜欢一边拍手或用手拍打身体的某些部位,一边散步。这样做是很正确的。特别是对于每天坐在办公室、筋骨都不舒展的上班族,应该趁晚饭后散步这个机会让全身都得到锻炼,双手前后甩动来拍打躯干以及手臂,可以帮助行气活络,避免久坐带来的各种害处。

拍打散步是一种传统保健方法,有舒筋活络、缓解紧张、消除疲劳之功。在散步时利用两臂自然摆动,手臂拍打肩、胸、腹、腰、背等各部位,力度适当,可起到按摩穴位的作用。

四、(7:20~8:00)上班途中进行心情调节

(一) 堵车别堵心

◎堵车时间变成亲子时刻

◎规划不同路线,找路成乐趣

◎听听感兴趣的东西

◎学着如何控制情绪

◎做做保健操，放松身心

"堵车浪费时间！"这是很多车主的长叹。堵车成了都市的通病，面对这个改变不了的现实，我们只能改变自己的心态。堵车时找点事情做做，转移一下注意力，努力保持一份愉悦的心情。

堵车别堵心！

我们可从以下几方面着手改变自己。

1. 堵车时间变成亲子时刻

接送孩子是很多家长要做的事情。遇到堵车，家长动不动就发泄心中的烦躁，甚至采用不文明的驾驶行为，对孩子的成长将带来负面影响。堵车时间是一个很好的亲子时刻，与其让孩子在后座自己玩耍，不如趁机和孩子交流交流，说说笑话等。

2. 规划不同路线，找路成乐趣

开车上班的路线是有许多捷径的，现在车越来越多，但是大部分堵在干道上，如果改变路线摸索出捷径，久而久之，整个城市的地图就基本在脑海里了。无论临时要去哪里，都能迅速地找出一条路线来。

3. 听听感兴趣的东西

堵车的时间是非常好的学习时间。可以从网上下载英文、讲座等自己感兴趣的音频，一边堵车一边学习。自己录制一些励志故事或感兴趣的内容，堵车时候放来听听，绝对能迅速缓解焦躁情绪，同时增长见识。

有些电台的节目也很有意思。记得有一次笔者遇到堵车，半小时没有挪动几百米，干脆不动也可以熄火安心，可是偏偏又会偶尔前移一两米，开也不是，停也不是，真是进退两难。这时电台节目中的主持人要求堵车者短信心情互动，有位的哥的短信很有诗意:"**身不由己,进退两难,我看不清未来的路,却看到了流逝的时光、无奈的油耗和生活的困惑。**"笔者听完之后,心情顿时变得豁然,原来生活处处有诗意。

4. 学着如何控制情绪

从心理学上说,如果路上车辆太多,不断地停车、减速和等候,会造成驾车者心情烦躁,长期会影响脾气性格,甚至引起心跳加速、精神紧张、忍耐力减弱等症状。在堵车时,可以通过以下方法调控自己的心情:

(1)看看旁边也在堵的车,开导自己,人家也在堵着呢。这种共患难的心理可以缓解烦躁。

(2)堵车了,正好可以休息一下,换个角度思考,可以让自己的心情和身心都放松。

(3)找找自己喜欢的音乐听听,一段音乐就是一段心情,听着音乐可以趁机挖掘一些自己遗漏的心事。

(4)如果您有兴趣,不妨平时就去看一些心理书籍,学会如何帮助自己在紧张环境下放松的办法,对个人性格的调节很有帮助。

5. 做做保健操,放松身心

当堵车时间超过一分多钟,在可以将车停稳的情况下,将身体完全放松。

(1)最佳舒缓心情的运动:如果发现自己心情烦躁不安,尝试紧握拳头,绷紧胳膊,体验上肢的紧张感觉,然后忽然把拳头放开,体会手臂的沉重、无力、放松。反复做几次,身体的放松会带动精神的放松。

(2)女性瘦身的动作:如瘦手臂,可将双手各自平伸,然后慢慢高举过头,如此重复 50 次左右。要瘦臀部和大腿,可以在车辆停稳时,坐在座椅上,大腿用力将小腿往上抬,如此反复多次。

（二）抓住一切运动的机会

◎从生活中找机会锻炼

当心脏在任何超出日常负荷的活动中得到锻炼时，其功能才能得到提高。只有坚持下去，患心血管疾病的风险才会降低。心脏病的发生发展是一个长期的过程，一朝一夕的锻炼不可能保护心脏一生的健康，只有不断锻炼心脏对抗各种有害因素的侵袭，才能延缓甚至阻止心脏病的发生和发展，你的心脏才有可能"历久弥新、青春常驻"。据统计。不常锻炼的人猝死的发生率是经常锻炼者的3倍多。另外，坚持锻炼还会使发生肌肉关节损伤等意外伤害的机会降低。

对于那些平常很少有体力活动的人，走10分钟路、爬几层楼梯会使他们的心脏承受额外的负荷，这就是锻炼，有助于改善其心脏功能。在适度的前提下，更快的速度、更长的时间、更多的次数会使心脏得到更多的锻炼，可以使心脏上的冠状动脉变得更粗。即使因某些病变造成管腔狭窄，剩余部分所能通过的血液也会相对较多。

运动有益健康是人人都知道的道理，但却不是每个人都能身体力行的。国家卫生计生委发布的《"健康中国2020"战略研究报告》显示：15年间，国内的患病人次数增加了20%，成年人中有八成人从不锻炼身体。经常参加锻炼的人不足1/3，而且其中较多的是青少年和老年人，上班族参加锻炼的比例很低。没有时间、没有机会常常是他们的理由。其实，锻炼身体的机会就在身边，只不过人们常常不经意地把机会放过去了。

我们要从生活中找机会锻炼，参加运动其实没有很多人想象的那样难，时间和机会都不应该成为锻炼身体的障碍。我们应该将运动理解为任何消耗体力的活动,上下班途中走上一段路、日常生活工作中爬上几层楼梯都是运动。在这些活动中,你的心脏搏动得更快,肌肉收缩得更有力,还消耗了更多的能量。用这个标准来衡量,日常生活中的很多活动都能起到锻炼的作用,例如清扫房间、搬动重物、照看孩子、骑自行车等。从这个意义上讲,我们身边有太多的锻炼机会。

在这里,我们着重推荐简单易行的有氧运动,如跑步、游泳、骑单车、上楼梯。还有一点需要提醒的是,站姿运动应规避关节的磨损,所有动作一定顺着运动轨迹进行,动作要标准。

(三) 一日之计在于晨

◎列计划,缓解压力
◎早晨的养生要点

一日之计在于晨在养生方面有两种含义,一种是用列计划来缓解压力,另一种是早晨的养生要点,我们先看第一种含义。

1. 列计划,缓解压力

你是否总感觉到有很多事没做完,压得你快乐不起来?你是否总觉得自己忙忙碌碌却一无所获?你是否觉得自己越来越累,任务越来越重,没有一点私人时间做自己想做的事?就是要我们知道计划的重要性并做好计划,但是我们每逢事情多时,就会手忙脚乱,心情急躁压抑,这其实是我们没有做好统筹安排。这时需要静下心来,勇敢面对自己恐惧不安的心理,勇敢接受困难的挑战,把所有貌似强大、难以应付的琐碎任务、杂事全都写出来,在纸上按轻重缓急把它们排好顺序,做一个明确的任务完成计划表,再逐个击破。

随身携带纸和笔毕竟不是很方便,社会在进步,现代社会随身携带手机等电子设备很普遍,可以下载安装"提醒事项""备忘录"之类的应用。

谁也没有足够的心智来同时考虑许多件令人烦恼的杂事，只能"分而围之，集中优势兵力加以歼灭"。按计划开始行动，很可能那些毫无头绪、伤透脑筋的琐碎任务都能按时甚至提前完成，每天收获一点儿小小的成功，你的信心和斗志自然就会与日俱增，每天进步一点点的你将会越战越勇，更加自信。

只有当一切都在自己的掌握或预料之中，才能处乱不惊。正是有了明确、具体、详尽、可行的计划，才使你的生活井井有条、有的放矢、不盲目。

2. 早晨的养生要点

"一日之计在于晨"的第二种含义是指早晨对于疾病防控以及日常保健来说都有相当重要的意义。

比如，正常人的血压波动常表现为两峰一谷——长柄勺型，即白天血压波动在较高水平，晚8时起血压逐渐下降，至次日凌晨2时~3时降至最低谷，然后血压上升，至上午6时~8时达到最高峰，然后血压持续波动在较高水平，至下午4时~6时出现第二个高峰，以后逐渐下降。很多高血压病人存在晨间难以控制的高血压，因而早晨的规范服药就显得相当重要。

温馨提示

早晨为一天的开始，

有一个好的早晨，

才能有好的一天。

有好的每一天，

就有我们美好的一生。

五、(8:00~17:00)快乐工作

(一) 学会"舍得",快乐工作

◎一个内心被理想之光深深吸引的人是可以不顾浮名尘利的

我们要生活也要工作,但是工作中会有许多不如意的时候,有些时候必须要做出选择。每当笔者得意或失落的时候,总会想起一位外省从事中医肿瘤临床工作的长者讲过的一句话:**"要好好领悟'舍得'这两个字的含义,然后决定下一步行动,这样决定未来,我们就会坦然得多。"**

与长者相识,是一次偶然的出差机会,因为相同的专业、共同的志趣,我们成了忘年之交。这位年纪比我大20多岁的长者,从一名厂医成长为省级名医,如今已是名震南方的中医肿瘤界的专家,然而,近十来年他竟然换了五六次工作。言谈中,我慨叹,在工作极其顺利的时候,他却毅然选择放弃,另辟蹊径,这实在令人十分困惑。是人生际遇频繁更替,还是没有一颗持之以恒的心? 是对丰富物质的趋附,还是对人生理想的执著追求?

他用"舍"与"得"解释了这一路走来的悲喜。从他轻描淡写的叙述中,我看到理想之光的魅力:**一个内心被理想之光深深吸引的人是可以不顾浮名尘利,可以放弃许多人追捧的成功荣誉的。舍得之间,我看到了他从容淡定面对人生的人格魅力。**

回顾曾经走过的路,相比长者,很多时候我们没有长远目标,更多时候短视得惊人,只顾盯着既得的利益,而忘记去思考当初的理想或者更高远的目标。因为失去航标,我们常常在埋头苦干、历尽曲折后,蓦然抬头,才发现理想早已不知去向,回望

走过的路,或许留下的只有茫然无助,因为我们忘记了一句话:方向的努力更重要。

在"理想"这个词逐渐被烦琐庸俗的日常生活蒙蔽的今天,随波逐流、急功近利成为一种趋势。大多数时候,理想的命题只有在小学生的作文中才会被提起。世俗、成见、功利占据内心,我们无暇去思考未来;因循守旧、故步自封成为习惯,我们无法仔细去咀嚼"舍得"的内涵。

"舍得"是在淡然的外表下珍藏执着的理想追求,用不断的选择来修筑自己的理想之路。也许每个人心中都有不同的成功标准,但是都必须面对生活的抉择,生活必须在一个个的"舍"和"得"中延续。

理想可以让人们变得淡定,从容地面对人生的风起云涌和潮起潮落。在顺境中,因为理想,我们变得谨慎;在逆境中,因为理想,我们变得坚强。

学会取舍,倚仗理想,努力把以往生活的挫折转化为精神财富来引导以后的生活方向;在理想面前,所有的外在都可以看淡,都可以失去。当安逸的现状脱离理想时,我们从容选择舍弃,舍弃现状中的繁芜,踏入理想的神殿,从而获得精神富足而快乐的人生。

(二) 快乐地面对工作

◎ 98% 心态 +1% 努力 +1% 机会 = 成功

你是否在快乐地工作着?据观察,有许多人工作着但并不快乐,而是把工作当成一种负担。

这样的结果不禁让人担忧,长期不快乐的工作所造成的局面是工作热情下降,同时心理疾病也会随之产生,对单位和个人职业的发展产生着巨大的负面影响!

"身无分文时不快乐,腰缠万贯后也不快乐;被人使唤时不快乐,使唤别人后仍然不快乐;当学生时不快乐,打工挣钱后还是不快乐;在国内不快乐,折腾到国外后同样不快乐。一句话,活得太累。"

很明显,活得太累其实是心累!境由心造,情由心生,思想才是一切的根源。爱迪生几乎每天在实验室里辛苦工作18个小时,在那里吃饭、睡觉,但他丝毫不以为苦。爱迪生曾说:"我这一辈子,没'工作'过一天,我每天游戏玩耍,快乐无比!"可见,对真正懂得生活的人来说,得到不是目的,**创造过程的乐趣胜过一切**。

过程的乐趣才是真正的目标。

人可以通过工作来学习,可以通过工作来获取经验、知识和信心。你对工作投入的热情越多、决心越大,工作效率就越高。

当我们抱着这样的热情时,上班就不再是一件苦差事,工作就变成了一种乐趣。工作是为了使自己更快乐!如果你每天的工作都等于在快乐中游泳,结果可想而知!

其实,相同的一件工作,想开了是天堂,想不开就是地狱!也就是说,快乐是一种积极的心态,快乐是一种纯主观的内在意识,是一种心灵满足程度。

真正的快乐来源于自己的精神内部,而不为外物所左右。

98% 心态 +1% 努力 +1% 机会 = 成功。

什么是心态?心态就是决定心理活动和左右思维的一种心理状态。有一种说法:事情就是这样,同一件事情从不同的角度去看,得出的是不同的结果。快乐和悲观同时存在,关键是自己是去寻找快乐还是寻找悲观。让自己看清自己,比自己看清楚别人更重要。

人的心态变得积极,就可以得到快乐,就会改变自己的命运。乐观豁达的人,能把平凡的日子变得富有情趣,能把沉重的生活变得轻松活泼,能把苦难的光阴变得甜美珍贵,能把烦琐的事情变得简单易行,这时快乐就会悄然来临! 人生是主观的,快乐和痛苦的钥匙都掌握在自己的手中。

在我们获得安然的心情后,日常工作最好能和自己的乐趣结合起来,实在不行,那么在日常工作时要与自己比一下,与一年前、一个季度前哪怕是一周前相比,比比自己有了哪些进步,还有哪些不足,哪些需要继续,哪些需要转舵? 都要问个清楚。要知道,今天问不清楚的事情,明天可能就会成为问题。只有经常与自己比,尽可能地不断进步,人才有可能得到更多快乐的资本,快乐也才会成为人的一种"习惯"。

(三) 有空做做颈椎操

◎ 颈椎操的基本招式
◎ 颈椎操的理论依据
◎ 颈椎操的适用人群

现代社会的电子化趋势,需要长期低头工作或者整天面对电脑。工作和休息时没有注意颈部姿势是否正确,平时又缺乏锻炼,加之较大的工作压力和较快的生活节奏,使颈椎病的发病率逐年增高,这种中老年人的常见病和多发病呈现年轻化的趋势,前来看诊的患者中年龄最小的只有 22 岁,而且病情比较严重。

什么是颈椎病呢? 颈椎病就是由于颈部骨骼、软骨、韧带的退行性病变而累及周围或邻近的脊髓、神经根、血管及软组织,是一种包括各种病理改变的综合征。颈椎病有许多种类,如颈型、神经根型、脊髓型、交感型、椎动脉型和混合型。很多人想当然地认为颈椎病是头颈痛,其实本病的症状没有明显的特异性,比如颈肩部酸痛、头痛、头晕、上肢麻木、四肢乏力、咽喉不适、胸闷心慌、出汗等,都可能和颈椎病相关。

要治疗颈椎病,首先要改变导致疾病的不良姿势和状态。

其次,可以试一试笔者参考各类文献并结合实践经验总结并推荐的以下颈椎操,具体招式如下。

1. 颈椎操的基本招式

第一步——站立调息:双脚分开,与肩同宽,调整呼吸,意念会颈。

第二步——挺腰立项:腰部挺立,含胸挺背,颈项直立,放松至肩。

第三步——"8"字操。

A. 顺"8"字操

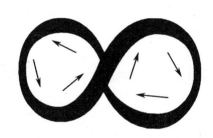

按上图箭头所示方向,头部从居中位置开始依次运动,动作缓慢,逐渐活动到关节活动范围的极限,运动 10 次。要循序渐进,量力而行,适可而止。运动 10 次。

B. 逆"8"字操

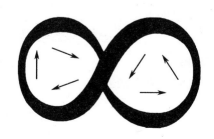

　　按上图箭头所示方向,头部从居中位置开始依次运动,动作缓慢,逐渐活动到关节活动范围的极限,运动 10 次。要循序渐进,量力而行,适可而止。

　　第四步——"左右后"操。

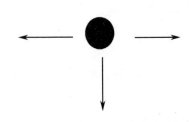

　　头部依次按左右后顺序活动,做 60 个循环。

　　第五步——俯卧伸颈:俯卧于床,尽力背伸,颈项力抬,腰背力伸,胸腹为基,旋即放松,六十为度("六十"指 60 次,下同)。

2. 颈椎操的理论依据

　　颈部姿势不正确会对颈部肌肉、韧带、关节囊、脊髓、神经根及椎体造成不利影响,久而久之,加速颈椎的退行性变,将导致颈椎病的发生。颈椎操通过简单易行的运动提高人们保持颈椎正确姿势的意识,同时使颈椎外在肌群的功能稳定,保持颈椎椎管内生理结构的稳定。

3. 颈椎操的适用人群

　　(1)颈椎病患者。

　　(2)低头伏案工作者。

　　(3)颈部活动少的工作者。

　　(4)电脑操作员。

　　(5)机械动作操作者。

　　(6)高枕卧位休息者。

　　(7)汽车驾驶员。

（四）有空做做腰椎操

◎ **腰椎操的基本招式**
◎ **腰椎操的理论依据**
◎ **腰椎操的适用人群**

与颈椎病高发的社会环境一样,长时间坐在办公桌前工作,工作和休息时没有注意腰部姿势是否正确,平时又缺乏锻炼,加之较大的工作压力和较快的生活节奏,腰椎间盘突出症等腰椎病多见,但是没有颈椎病发生率高。腰椎病中最常见的是腰椎间盘突出症,又名"腰椎间盘纤维环破裂症",多发于 20~50 岁的青壮年,尤以重体力劳动者多见。

椎间盘为椎体之间的连接部分,具有稳定脊柱、缓冲震荡等作用。随着年龄增长以及不断遭受挤压、牵引和扭转等外力作用,椎间盘会发生退行性变而失去其原有的弹性,从而使椎间隙变窄、周围韧带松弛,导致椎体不稳,这是造成腰椎间盘突出症的内因;而外伤及风寒湿邪则是导致本病的外因。本病多发于腰 4/ 腰 5 及腰 5/ 骶 1 之间。

笔者参考各类文献和腰椎的解剖结构,结合自己的实践经验,创造了一种简单易行的腰椎操,具体招式如下。

1. 腰椎操的基本招式

（1）站立调息:双脚分开,与肩同宽,意念会腰,放松腰背。

（2）双手护腰:双手互搓,掌心相对,互搓二十,掌心发热,掌贴腰部,手顺腰动。

（3）顺"○"字操:顺时旋腰,力至极量,循环连贯,六十为度。

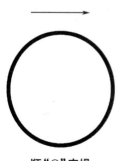

顺"○"字操

（4）逆"〇"字操：逆时旋腰，力至极量，循环连贯，六十为度。

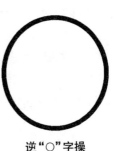

逆"〇"字操

2. 腰椎操的理论依据

腰部姿势不正确会对颈部肌肉、韧带、关节囊、脊髓、神经根及椎体造成不利影响，久而久之，加速腰椎的退行性变，导致腰椎病的发生。腰椎操通过简单易行的运动提高人们减少腰部重量负荷的意识，同时使腰椎外在肌群的功能稳定，保持颈椎椎管内生理结构的稳定。

3. 腰椎操的适用人群

（1）腰椎病患者。

（2）腰部活动少的工作者。

（3）年龄大于 50 岁者。

（4）电脑操作人员、汽车驾驶员等长期坐位工作者。

（5）机械动作操作者。

健康小贴士

有空伸伸懒腰

古人养生诸多要诀中有很重要的一条："常伸懒腰乃古训，消疲养血又养心。"可见古人对伸懒腰是很热衷的。

伸懒腰，集深呼吸、扩胸、展腰、举臂、绷腿等动作于一身，可通畅血脉、活络筋骨。有意地伸上几个懒腰，可以令全身舒爽、精神充裕。即使身体本身并未感觉疲劳，伸上几个懒腰也会让人神清气爽，很是享受。

伸懒腰，简单易行，各年龄段都适宜。在繁重的劳动或久坐、久卧之余，尤其是长时间办公的间隙舒服地伸上几个懒腰，不仅消除疲劳，还可塑身、减肥，轻轻松松便能收获健康。

（五）忙里偷闲打个盹

◎打盹是大脑疲劳后的一种自我保护

人体的阴阳处于相对平衡状态时,才能拥有健康。《素问·生气通天论》云:"阴平阳秘,精神乃治;阴阳离决,精气乃绝。"人体阴阳失衡,疾病便会发生。人们从事各类社会活动,必然消耗阴阳真气,睡眠是恢复阴阳真气的必要生理活动,对于人体健康是非常重要的。

良好的睡眠有益于养生,能提高身体素质,使人们拥有健康的体魄,享受和谐幸福的生活。

打盹是一种短暂的睡眠,是大脑疲劳后的一种自我保护,提醒我们机体出现疲劳状况了。如果条件许可,忙里偷闲打个盹对身体是有好处的。

曾有研究表明,2~5分钟的打盹,对解除疲劳有惊人的效果,并且有激发锻炼积极性、提升创造力的作用。萨拉·梅德尼克博士说:"打盹和午睡对心脏功能、激素水平的维持和细胞修复都有好处。"

如果我们在疲劳的时候能静静地小睡一会儿,就会感觉全身放松。

当然,如果频繁地打盹,表明你的机体状况不良,就要引起重视了。

（六）子午觉

◎充足酣甜的睡眠乃健康长寿的根基所在

怎样做才拥有健康的睡眠呢? 有研究告诉大家,坚持睡"子午觉",可以提高休息质量。

"子午觉"分为"子觉"和"午觉"。

"子时"指23点到凌晨1点这2个小时。此时为阴阳交会、水火交泰之际,称为"合阴"。这段时间是一天中阴气最重的时候,最能养阴,按照"阴主静、阳主动"的原则,此时人体就应该静卧。同时,由于阳气刚刚开始升发,此时还特别弱,就像刚出生的婴儿一样,要好好保护它,因而睡觉也可以起到养阳的作用。阳气为生命之根本,有温养脏腑的功效,正所谓"阳强则寿,阳衰则夭"。只要将阳气养起来了,人体就会强壮。因此,此时睡眠效果最好,可以起到事半功倍的作用。

午时指11点至13点,也是阴阳交接之时,称为"合阳",是一天中阳气最盛之时,此时养阳效果最好。应注意午休的时间不宜太长,以免影响夜间休息。

一个人所需要的睡眠时间与体质有关,因人而异。8小时睡眠符合大部分人的需求,但因体质不同,有些人睡眠较少,有些人可能偏多,只要不违背自然界阴阳变化规律的睡眠,都有助于提高身体素质。一般情况下,睡眠时间在5小时以上,醒来无疲劳感,就不用过于考虑睡眠问题。在睡眠问题上不仅要考虑睡眠时间,更应讲究睡眠质量。

从某种意义上讲,充足酣甜的睡眠乃健康长寿的根基所在。

(七)降脂养目茶——喝药茶,减肥又明目

◎都市白领的最佳饮品

这是一款针对久坐工作者和长期用眼过度者的饮品,也是都市白领的最佳饮品。

现代人由于运动减少、食物摄入过多或机体代谢的改变,导致体内脂肪,尤其是甘油三酯积聚过多,从而导致肥胖,大部分肥胖会导致脂肪肝的发生。

现代生活节奏快、压力大，特别是过多地接触声光电媒介，导致过度用眼或"带病"用眼会造成视疲劳，其中有些是未校正的轻度屈光不正，有些是眼部轻度的疾患；饮食过于精细，导致谷物外皮、胚芽等处的丰富维生素丢失，天长日久，导致机体维生素缺乏，可能会出现经常眼睛累、眼睛干涩、头疼目胀、视物不清或视物变形、眼部慢性炎症、眼周皮肤病。

长期的肥胖和视疲劳对身体的危害就像血压高、血糖高不停地攻击着它的"靶器官"一样，任其发展下去也会积少成多、积劳成疾。开始的症状可能是脂肪肝、超重、眼部的慢性炎症和神经衰弱症等，发展成重度可表现为肝硬化、心肺功能下降、动脉硬化、青光眼、白内障、眼底病等。

有没有一种食物能既针对上述两种常见疾病，又简单易行呢？那就是降脂养目茶，曾有人服用后疗效显著。

基本组成：炒决明子 8 克，制何首乌 5 克，泽泻 5 克，生甘草 3 克。

功效：清肝明目，补益肝肾，润肠通便，渗湿化痰。

用法：每日 1~2 份，保温杯泡服 3 次，每次 300~500 毫升，连续服用 1 个月为 1 个疗程。

现代研究与分析：决明子在本方中为君药，甘、苦、微寒。归肝、大肠经，有清热明目、润肠通便、降血压、降血脂的作用；何首乌是蓼科草本植物何首乌的块根，功效为补肝肾、益精血、乌须发、强筋骨，现代药理研究表明其有促进造血功能、提高机体免疫功能、降血脂、抗动脉粥样硬化、保肝、延缓衰老、改善内分泌功能、润肠通便等作用；泽泻有利水、渗湿、泄热的功效，现代研究认为，其有降血脂、护肝、降压、利尿的作用；甘草调和诸药。诸药合用起到降脂养目的功效。

适用人群：

（1）活动量少的办公室工作者。

（2）视疲劳者。

（3）高脂血症、脂肪肝、肥胖者。

（4）高血压者。

（5）动脉硬化者。

禁忌证： 任何茶疗要想获得良好效果，都必须在医生严格辨证的基础上使用。本茶疗如果有较重的脾胃病者要慎用，或者饭后半小时再服用。若患有某些脏器功能严重受损的疾病时，要执业医师严格辨证后，根据情况决定是否使用。小心。

六、（17：00~22：00）温馨的家庭生活

（一）留一点时间给自己

◎输了健康，赢了世界又如何

很多时候我们迫于生活的压力，把许多休息时间交给我们的工作，真正留给自己支配的时间很少。

有多长时间没有锻炼身体了？有多长时间没有陪家人聊天了？有多长时间没有和朋友聚会了？有多长时间没有记起曾经的信念和心潮澎湃的理想了？

是我们浪费的时间增多了，还是我们对时间的需求增加了？是我们工作的时间增长了，还是我们忘记了留点时间给自己支配？

"我们每个人都像小丑，玩着五个球。五个球就是你的工作、健康、家庭、朋友、灵魂。这五个球中只有一个是用橡胶做的，掉下去就会弹起来，那就是工作，另外四个都是玻璃做的，掉了，就碎了。"美国可口可乐公司前 CEO 布莱恩·迪森曾这样说。

工作的重要性是不言而喻的，因为它会带给你最现实的利

益,最直接可视的好处。因为生计,或者因为急功近利,我们把大部分时间留给了工作。

因为工作而没有时间去理会人生的另外四个球,反而觉得这是理所当然的。无论是单位还是我们自己,都可以有冠冕堂皇的理由要求你把大部分时间留给工作,因为只有工作是谋生手段,可以带来直接的利益,包括物质方面和精神方面,这种利益是我们现实生活必须面对的。正因为这样,工作这个掉下又可以弹起的球,这个最有机会弥补的球,占去了很多本不属于它的时间。

健康,亲情、友情和灵魂不可以失而复得,可是这些并不能带来直接的利益,于是,它们在现实中被人们有意无意地忽视了。

健康是 1,其余的都是后面的 0,输了健康,我们赢了世界又如何?

曾经在我们孤立无助的时候,亲情、友情显得尤为珍贵,在事业如日中天的时候,亲情、友情就可能被忽视。人生就是一个周期轮回,从无助开始成长,之后成为家庭的支柱,最后再回到无助的状态,只有亲情、友情可以忽视你的能力和名望状态。

随着工作年限的增长,工作的时间也逐渐地在增长,在现实和理想的平衡点上,留一点时间给自己支配吧。

(二)别把工作的烦恼带回家

◎家是温馨的港湾

有人说家庭好比是一个"感情银行",你把欢乐"存"进去,收获的是带利息的欢乐;你把烦恼"存"进去,回报也自然是更多的烦恼。因此,带快乐回家,家里就会充满欢乐、一团和气。

把欢乐带回家,对家人是非常重要的。如果你在外面受了委屈,回家把一肚子怨气都发泄在家人身上,就会把家人也弄得很狼狈。因此,把烦恼留在外面,对家人而言是绝对必要的。只有当你坐下来,好好地和家人谈谈,家人才能知道你的想法,也才能帮你整理思绪、稳定情绪。

因此,切忌把什么事都埋在心底,却暗自期望别人了解。而当别人不明白时,又生气、失望,有时还将怨气由其他方面宣泄出来,弄得别人莫名其妙,自己一肚子气。

家,应该是最舒服、安全、稳定、快乐的地方。这种快乐、舒服的气氛需要家里每个成员一起努力、共同经营才会形成。

我们每个人都应该好好想想:自己在外面工作一天回家时,脸上是什么样的表情,是生气、沮丧,还是快乐、开心?如果是前者,那么在回家之前,最好抛开所有烦恼,带着快乐进家门。因为你的快乐就是全家人的快乐。如果你怒气冲冲地回家,你的情绪也会感染家里人,这样就会使不良情绪恶性循环,给家人和自己都造成极大的伤害。

当我们把工作的烦恼留在回家的路上,家就成了温馨的港湾。

七、(22:00~23:00)睡前准备

(一)睡前准备,七件事

◎七件小事,成就健康大事

1. 刷刷牙、洗洗脸

睡前刷牙比早晨刷牙更重要,不仅可清洁口腔,并且有利于保护牙齿,对安稳入睡也有帮助。看完电视、电脑后,要记得洗洗脸。因为电视和电脑都是有辐射的,长时间地观看会使辐射

粒子在我们的皮肤表面停留,睡前洗脸可以把这些辐射粒子和一些灰尘洗干净,以清洁皮肤,使睡眠舒适、轻松。

2. 五指梳头

古代医学家认为头部穴位较多,通过梳理头发,可起到按摩、刺激作用,能平肝、息风、开窍醒神、止痛明目等。早晚用双手指梳到头皮发红、发热,可疏通头部血流,提高大脑思维和记忆能力,促进发根营养,保护头发,减少脱发,消除大脑疲劳。

3. 静心散步 15 分钟

平心静气地散步 15 分钟,会使血液循环到体表,入睡后皮肤能得到保养。躺下后不看书报、不考虑问题,使大脑的活动减少,能较快进入睡眠。

4. 喝杯加蜜的牛奶

《牛奶的营养、功能与科学饮用》提及牛奶中含有促进睡眠的 L- 色氨酸。睡前 1 小时喝杯加蜜的牛奶,可助眠。蜂蜜有助于整夜保持血糖平衡,从而避免早醒。

5. 用热水泡泡脚

中医学认为,脚上的 60 多个穴位与五脏六腑有着十分密切的联系。脚是离人体心脏最远的部分,不容易得到养分与血液,尤其在冬季,血管更容易受到寒冷刺激而收缩,导致供血艰难。足部如果供血不足,会影响到身体其他部分的正常工作。睡前用温热的水泡一泡脚,对促进身体血液循环、加速新陈代谢多有好处。若能养成每天睡觉前用温水(40~50℃)洗脚、按摩脚心和脚趾的习惯,能够起到很好的保健效果。

6. 开窗通气

保持寝室内空气新鲜,风大或天冷时,可在睡前开一会儿窗,睡觉时再关好,有助于睡得香甜。注意睡时不要用被蒙头。

7. 睡前动一动可助眠

睡觉之前,可以躺在床上做一些简单的小运动,放松一下你的身体,有利于身心健康。

首先躺在床上,把腿抬起,进行由上往下的按摩。腿持续抬着不要放下,或者 L 字形贴墙躺着,这个动作可以帮助消除小腿赘肉。

然后平躺,两腿分别悬在半空 90°、45° 以及 30° 的位置,每个角度大约停留 30 秒至 1 分钟或者你可以坚持的极限。这个动作可帮助大腿塑形。

你还可以趴在床上,两腿缩在胸前,胸部贴着大腿根,双手伸直夹在耳朵旁边,手肘以上到手掌贴在床上,这个动作可以帮助排除宿便。

(二) 沐浴的学问

◎选择不同的水温沐浴

和洗脸、洗脚比起来,洗澡是一种"全面"保持皮肤干净、增进身体健康的措施。洗澡的效果与水温是很有关系的,但又不能笼统地认为热水比冷水强或凉水比热水好,而应该根据洗澡的目的、季节和洗澡人的身体状况,选择温度最适宜的洗澡水。

一般人洗澡的主要目的是清除皮肤表面的污垢。由于生理和环境的原因,人的皮肤表面其实是个积垢纳污的"垃圾场",汗液、皮脂、灰尘"三位一体"地堆积在皮肤表层,既堵塞皮肤孔隙,又影响仪表容颜。这时,最有效、最简便的清除方法便是洗澡。

由于人体排出的汗(盐)和皮脂对热水有较好的可溶性,所以热水浴对清除皮肤"垃圾"的效果是最理想的,水温可在38~40℃(手伸进水会感觉比较热)。

有时,人们洗澡的目的是消除疲劳,获得清爽和舒适的感觉;还有些人,因为身体状况不好(比如心肺功能不佳、皮肤烫伤等),不太适宜洗热水浴。这两种情况下,洗温水浴较为理想。温水浴的水温一般在34℃左右,水温比皮肤温度略高,但比体温低,用手试,稍觉得热,洗浴时,觉得不冷不热。一般皮肤病的药浴也以此温度为宜。

在夏季,人们常常去游泳。这其实就是自然冷水浴。"冷水"的范围相对较宽,一般25℃以下皆可称之。冷水的去污能力不是太好,但因为取用方便,又有一定的降温效果,所以夏季选用冷水浴的人还是比较多的。

热水浴、温水浴和冷水浴都有其独特的保健功效。热水浴可引起血管扩张,促进血液循环,减轻肌肉痉挛。温水浴有一定的镇静作用,在温水里泡10~15分钟,特别有利于睡眠。

比较起来,冷水浴的健身效果更为明显:增强心血管功能,减轻气管炎和肺气肿的发病程度,增进消化功能,预防上呼吸道感染、关节炎和肥胖症,等等。当然,冷水浴(包括冬泳)必须遵守"循序渐进"的原则,最好能从夏秋季节开始(这样可以给人体一个逐渐适应的过程),逐步实施于一年四季;从局部(脸、四肢等)开始,渐渐扩大为全身洗浴。冬季冷水浴,还要尽可能多做一些准备活动,洗浴的时间以2~5分钟为宜。

必备知识

沐浴六不宜:

1. 不宜饱餐后沐浴。

2. 不宜血压过低时沐浴。

3. 不宜发烧时沐浴。

4. 不宜心血来潮时冷水沐浴。

5. 不宜酒后沐浴。

6. 不宜劳动后立即沐浴。

（三）规律起居，子时入眠

◎力求子时能进入沉睡

一般生活起居，应遵守早睡早起的规律，力求子时能进入沉睡。

中医认为，睡眠是阳入于阴的生理活动。子时就是夜里11点到凌晨1点，这个时候是胆经在"值班"，阳气开始升发。按照人体的活动规律，该趁这个时候好好睡觉了。因为子时是一天中最黑的时候，天地间的阴气最重，由于阳气刚始发，弱阳入于重阴之中，在阴阳消长生理过程中，阳气随时增长，因此，睡觉可以起到养阳的效果。

阳气为生命之根本。《素问·生气通天论》云："阳气者若天与日，失其所则折寿而不彰。"张景岳在《景岳全书》中也把人之阳气比作自然界之太阳："天有一丸红日，人有一息真阳。"阳气有生殖发育、激发推动、温养脏腑、提举固摄、主持气化、抵御邪气等作用，正所谓"阳强则寿，阳衰则夭"。只要将阳气养起来了，人体就会健康、强壮。生活中有些人看上去总是精神抖擞、面色红润，你去问一下，他的睡眠肯定好，就是因为他把阳气养起来了。

可见，睡好子时觉对保持人体健康是很重要的。俗语云"少阳不升，天下不明"，胆气升不起来，就像一天中没有日出，整个世界都会沉浸在一片黑暗中。所以，最好保证子时前入睡。

有的人可能会说，我知道睡子时觉的好处，可晚上就是睡不着，甚至只有借助安眠药才能入睡。但安眠药是位不大友好的"朋友"，长期服用不仅会使人体产生抗药性，还有可能让人的记忆力下降，但是有些时候规范地使用它还是必要的。当然最理想的是我们按本书所说的方法静心养生，帮助入睡，必要时才予以药物治疗。

小知识

现在面色红润的人越来越少,许多人的脸色呈不健康的青白色,这与现代人不良的生活习惯有关。由于工作压力大,现代人熬夜加班已成为常事,这样会对阳气造成很大的"杀伤"。子时不入睡,阳气刚冒出一点"火苗"就被你消耗掉了,它就"燃"不起来。没有阳气的供养,时间一长,人体的各个器官就会功能异常,疾病也就接踵而至了。为了你的健康着想,子时还是好好休息吧!

(四)鸣天鼓,开启心智

◎"鸣天鼓"可防治头晕耳鸣

"鸣天鼓"是我国传统的健脑操,它的具体做法是:双肘支在桌子上,头略低,闭双目,用双手掌心紧紧按住两耳孔,然后用两手中间三指轻击后头枕骨,随即可以听到"咚咚"的好像击鼓的响声。敲击声略快些,要有节奏,心中默念数字,敲击20~30下即可。"鸣天鼓"可防治头晕耳鸣,对清醒头脑、稳定情绪有明显效果。做完"鸣天鼓"后慢慢睁开眼,收功。

(五)穴位按摩

◎强身治病之三大要穴:足三里、合谷、内关

穴位按摩比较简单,这里给大家介绍的3个穴位,就是历代医家强身治病之三大要穴——足三里、合谷、内关。

对此三穴进行按摩,对全身的神经、肌肉、组织、器官可起到

显著的兴奋作用,有病治病,无病强身。具体方法是每天定时用大拇指或中指分别按压足三里、合谷、内关穴各一次,每穴每次按压数分钟,每分钟按压 15 次。

我们来具体看一下这 3 个穴位的位置和作用。

足三里穴位于膝关节外膝眼直下四横指、胫骨旁一横指处,为足阳明胃经主穴,为四总穴、滋补强壮穴之一,具有调理脾胃、补中益气、通经活络、疏风化湿、扶正祛邪之功能。现代科学研究证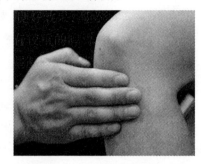实,针灸刺激足三里穴,能从 X 线钡餐透视中清楚地观察到胃肠蠕动变得有力而规律;能提高多种消化酶的活力,增加食欲,帮助消化,并可增强大脑工作能力,改善心功能;增加红细胞、白细胞、血色素和内分泌激素含量,提高机体抗病能力;对胃痛、呕吐、便秘、腹泻、肝炎、胆囊炎、高血压、下腹疼痛、瘫痪有良好的防治效果。

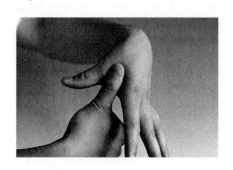

合谷位于手背面第一、第二掌骨之间,近第二掌骨桡侧。属手阳明大肠经,为四总穴之一,主治头面部疾患(诸如头痛、面瘫、五官疾病)及高热抽搐等。

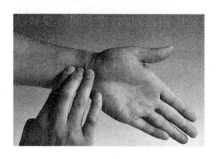

内关为足厥阴心包经要穴,为四总穴之一,位于腕横纹上2寸,掌长肌腱与桡侧腕屈肌腱之间,主治心律不齐、高血压、癫痫、哮喘、胃痛、恶心、呕吐等。

(六) 适量饮酒,养生通络

◎"养生通络酒",养生又通络

现在介绍笔者自创的一款养生酒,取名为"养生通络酒",经过许多人实践,效果不错。

基本组成:制何首乌30克,制黄精30克,炒杜仲20克,枸杞子20克,鸡血藤10克,防风10克,炒白术15克,生甘草5克。

功效:补益肝肾,健脾活血,阴阳双补,填精益寿。

用法:按上述比例,药物混合均匀,置入密封罐(瓶)中,予以1000毫升高度优质白酒浸泡,半个月后开始服用,每晚服用30毫升左右。连续服用1个月为1个疗程。

现代研究与分析:何首乌是蓼科草本植物何首乌的块根,功效为补肝肾、益精血、乌须发、强筋骨。现代药理作用表明何首乌能促进造血功能、提高机体免疫功能、降血脂、抗动脉粥样硬化、保肝、延缓衰老、改善内分泌功能。杜仲、黄精、枸杞子、炒白术补肾气,益肾阴,健脾胃。防风、鸡血藤祛风活血通络,甘草调和诸药。诸药合用,阴阳双补,攻补兼施,可以起到养生通络之功效。

适用人群：

（1）大多数中老年人群的日常保健。

（2）有腰酸痛、关节痛、肢体麻木等不适的人群。

（3）神疲乏力、视疲劳等亚健康人群。

（七）宁神可喝静心茶

◎"宁神静心茶"，喝茶来快乐养心

养生，主要是快乐养心，但是生活在世间，难免有不良情绪产生。在我们出现情绪浮躁和情绪抑郁、失眠的时候，可以选择下面这款"宁神静心茶"。

基本组成：灯芯草 1 克，淡竹叶 3 克，天麻 3 克，合欢花 3 克，玫瑰花 3 克，生甘草 2 克。

功效：静心安神，解郁助眠。

用法：每日 1~2 份，保温杯泡服 2 次，每次 300 毫升，中饭前和晚饭前饮用。连续服用 1 个月为 1 个疗程。

现代研究：灯芯草为灯芯草科植物灯芯草的茎髓或全草，性味甘、淡、寒，入心、肺、小肠经，有清心降火的功效；淡竹叶中含有大量的黄酮类化合物和生物活性多糖及其他有效成分，具有优良的抗自由基、抗氧化、抗衰老、降血脂和血胆固醇的作用。天麻入心肝经，有平肝安神增智的功效；合欢花含皂苷、鞣质等，入心、肝经，有安神解郁的功效；玫瑰花含玫瑰油、槲皮苷、苦味质、没食子酸、红色素等，性味甘、微苦、温，入脾、肝经，有理气解郁、和血散瘀的功效。甘草调和诸药，综合上述诸药配合，可以具有宁神静心的功效。

适用人群：

（1）**宁神养心：**具有廓清思绪、提神养心、理清思路的功用。

（2）**治疗失眠**：适合失眠者、睡眠质量差者饮用,有宁神静心的功效。

（3）**解郁静心**：适合焦虑症、抑郁症和情绪不稳定者饮用,有缓解情志抑郁及焦虑、消除情绪不安及烦躁的功效。

（4）**益智补脑**：适合各类脑血管病患者饮用,有缓解头晕、心烦、头痛、记忆力下降和反应迟钝的功效。

（5）**宁心宽胸**：适合各类心脏疾病患者饮用,有缓解心脏病患者心悸胸闷、胸痛等症状的功效。

（八）手指养心操,动动手指来养心

◎手指养心操的基本招式
◎手指养心操的理论依据
◎手指养心操的功效应用

俗话说:"十指连心。"就是说我们的手与心是密切相关的。双手是人体最灵活的器官,也是人类创造各种价值的主要工具。还有一个成语是"心灵手巧",也是这个意思。从全息论的角度,双手也是整个人体的缩影。通过双手的操练,也可以达到静心养脑、快乐养生的目的。养心操在快乐养生法中占重要位置,现详细介绍如下:

1. 养心操的基本招式

（1）预备式

宁心静立:两脚分开,与肩同宽,垂手直立。

闭目养神:微闭双目,廓清思绪,调整气息。

心朝百脉:意念会心,血脉归心,心主血脉。

双手预备:缓抬上肢,双手轻握,与心同高。肩松肘曲,呼吸匀称,意会丹田。

（2）第一式　旋腕松指

十指互叉：放松十指，十指互叉。

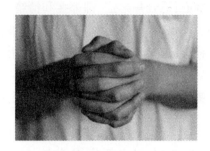

旋腕松指：以腕带手，放松旋腕，十指互叉，随腕旋转，如环无端，顺逆六十。

顺时针

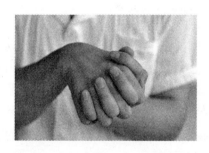

逆时针

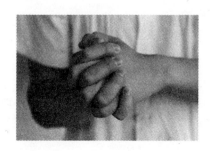

（3）第二式　轻按松指

十指相对：双手放松，微展伸指，指尖相对，形如握球。

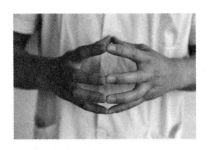

轻按挤压：上肢用力，挤按手指，微展手指，指根相触，力量控制，轻重适宜。

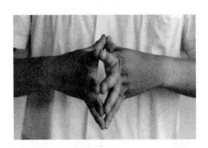

松指复形：上肢去力，手指复形，指尖相对，形如握球，休而复始，循环六十。

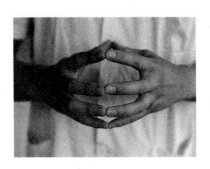

（4）第三式　循经拔指

左手放松,微展五指,右手握拳,力握左指,始自大拇指,终至小拇指,逐指力拔,有条不紊,力握至根,拔伸至分(指瞬间发力拔伸后,手指因惯性分开),左右轮换,十二为度。默念口诀以集中精神:大拇指曰土,食指曰木,中指曰火,无名指曰金,小拇指曰水。

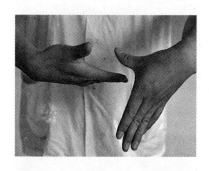

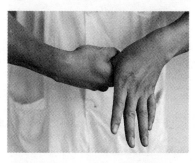

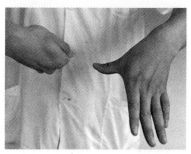

（5）第四式　拔宣经脉

左手放松,微展五指,右手微握,轮拔指尖,始自大拇指,终至小拇指,逐指力拔,有条不紊,位始甲根,拔伸至分,左右轮换,十二为度。默念口诀:大拇指曰土,食指曰木,中指曰火,无名指曰金,小拇指曰水。

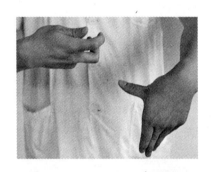

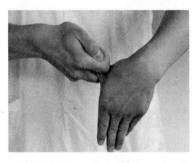

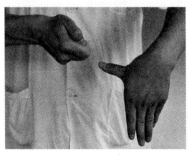

（6）第五式　轮旋大拇

双手微展,十指互叉,大拇指并列,互为追随,循环旋转,如环无端,左旋六十,右旋六十。

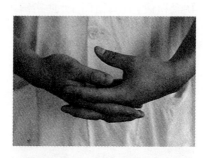

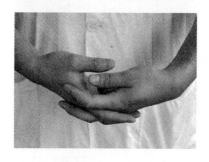

（7）第六式　轮握四指

双手微展,手指轮握,始自小拇指,终至食指,四指全握,手指复展,前后连贯,周而复始,轮握六十,左右同行。

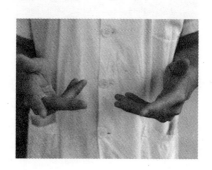

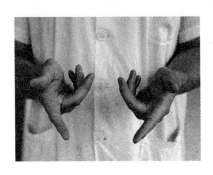

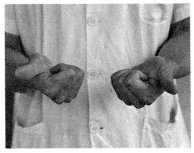

（8）第七式　放松收功

双手微展,十指放松,十指相对,形如握球,意念回手,双掌轻压,旋即回复,手指放松,轻压六十,开目收功。

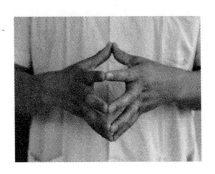

2. 养心操的理论依据

心位于胸腔之内,横膈之上,外有心包络裹护,内有孔窍相通。中医学对心的形态结构也有较明确的记载,如《类经图翼·经络》说:"心象尖圆,形如莲蕊。"在中医文献里,已经把心分为血肉之心和神明之心。血肉之心主血脉,神明之心主神志。如明代医家李·在《医学入门》中说:"有血肉之心,形如未开莲花,居肺下肝上是也。有神明之心……主宰万事万物,虚灵不昧者是也。"

中医的经络学说认为,全身12条正经,有6条是从手指通向全身的,对全身气血的流通运行影响极大。心有主血脉、主神志的主要功能,心在志为喜,喜乐愉悦一般说来对人体具有良性刺激,有益于心主血脉等生理功能,所以《素问·举痛论》说:"喜则气和志达,荣卫通利。"

手与大脑的关系十分紧密。大脑皮层是神经系统的最高中枢,是身体一切活动的最高司令部。手部肌肉群的运动,对于大脑皮层有很大的影响。双手运动可以开发大脑,延缓衰老。"多用手者长寿",特别是经常手脑并用者多长寿。

3. 养心操的功效应用

(1) **宁神养心**:养心操具有廓清思绪,理清思路的功效。适合健康人群、亚健康人群操练。

(2) **灵活双手**:养心操具有协调手脑运动,使双手得到充分休息的功效。适合乐器演奏者、精细仪器操作者、外科医生等从事用手较多的工作者操练。

(3) **健运大脑**:养心操具有提高大脑反应速度,延缓老年痴呆进展,增智补脑的功效。适合老年人、早期老年痴呆患者操练。

(4) **安神定志**:养心操具有宁神静心的功效。适合失眠者、睡眠质量差者、夜间多梦者、夜间惊醒者操练。

(5) **活血通络**:养心操具有活血通络,经脉畅通的功效。适合周身关节酸痛,尤其上肢酸痛、麻木的患者操练。

（6）**解郁宁心**：养心操具有缓解情志抑郁、焦虑和心悸、胸闷的功效。适合焦虑症、抑郁症和心脏疾病患者操练。

（九）颈舒枕，颈椎病的预防治疗药枕

◎颈舒枕，睡觉防治颈椎病

颈椎病是现代社会的多发病，可以有头晕、肢体麻木等表现，甚至会导致瘫痪，严重的颈椎病患者可丧失劳动力，甚至危及生命。颈椎病的发生，与不良的生活习惯和工作方式有关。绝大多数颈椎病患者在患病前喜欢枕较高枕头休息，或者枕头不合适，破坏了颈椎的正常生理曲度。

据有关统计，如今大多数人仍在使用传统枕头，使后枕部处于最高位，从而使颈椎的正常生理曲度发生变化；市场上也有许多颈椎病治疗药枕，某些也考虑到颈椎的生理曲度问题，但是因产品设计的问题，同样会使颈椎的正常生理曲度发生变化，导致颈部肌肉紧张，同样容易导致颈椎病的发生。

《显道经》指出："枕高肝缩，枕下肺塞。"即是说枕过高影响肝脉疏泄，枕过低则影响肺气宣降。

现代科学研究表明，如果长期使用高度不合适的枕头，使颈椎某处屈曲过度，就会将此处的韧带、关节囊牵长，日久会造成损伤，导致颈椎失稳，发生关节错位，进而引起或加重颈椎病。

如果枕头过低，头颈势必过度后仰，前凸曲度加大，使颈椎体前方的肌肉和韧带过度紧张，时间长了会出现疲劳，甚至引起慢性损伤，加速退行性变，同时椎弓后方的黄韧带皱褶向前突入椎管，增加压迫，而脊髓和神经根反而变短，使椎管内容物的体积增大。反之，如果枕头太高，头颈过度前屈，容易引起颈部肌肉、韧带等部位变形，造成颈椎后方的肌群与韧带劳损，同时椎管硬膜囊后壁被拉紧，脊髓前移，并对脊髓造成压迫。

　　所以,枕头过低、过高或者结构不合理都会对颈部肌肉、韧带、关节囊、脊髓、神经根及椎体造成不利影响,久而久之,加速颈椎的退行性变,导致颈椎病的发生。

　　临床治疗首先从调整枕头的形状、高度着手,调整颈椎生理曲度。因为生理曲度既是颈椎外在肌群发挥其正常功能的保证,又是保持颈椎椎管内生理结构稳定的基础。人在熟睡后,颈项部肌肉完全放松,只靠椎间韧带和关节囊的弹性来维持椎间结构的正常关系。颈椎的运动都由主动肌肉发动和完成,而拮抗肌是控制和修正运动的。脊柱随时都要保持一种动态平衡,只要动力线异位就会产生力矩,就需要肌肉的收缩将其抵消以保持平衡。颈椎生理曲度的变化是颈椎基础力学失衡的结果,维持和恢复颈椎生理曲度是预防和治疗颈椎病的基础。

　　为了降低颈椎病的发病率和更有效地治疗颈椎病,同时让民众更简单地掌握正确的休息姿势,笔者充分考虑了保持颈椎正常生理曲度和舒适性的统一问题,创造性地引入肩部枕体,协调脑部枕体、颈部枕体的关系,同时加入防治颈椎病的外用药,发明了颈椎病防治药枕——颈舒枕。颈舒枕全称为颈椎病预防治疗枕,已获得国家发明专利(专利号:201110217806.2)。

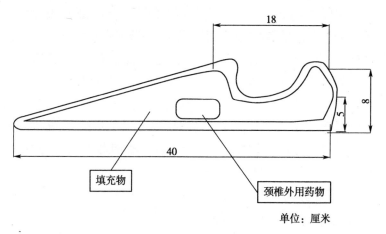

单位:厘米

其特点是创造性地引入肩部枕体,并拥有肩部枕体、颈部枕体和脑部枕体协调统一的特殊结构,能维持颈部曲线,保证了颈椎外肌肉平衡及椎管内的生理解剖状态,保持头部悬而后仰的睡觉体位。通过头部的重量在睡眠中自行牵引颈椎,通过经络调节发挥作用。

颈部枕体下方药袋内装外用中药,有淫羊藿、桂枝、鸡血藤、威灵仙、葛根、忍冬藤、徐长卿等,有补肾活血、祛风通络、醒神助眠的功效。外用无毒副作用。

(十)清心保健养生枕,睡眠清心又保健

◎清心保健养生枕,睡觉时不知不觉养生

1. 枕头外形

颈肩部枕体保持颈椎的正常生理曲度,头部下方枕体保持睡眠舒适性,头顶部枕体能够保暖和通过穴位发挥外用药物的作用。

2. 外用药物分两类

(1)颈部外药物:石菖蒲、玫瑰花、合欢皮、苍术、陈皮、葛根、杜仲、夏枯草、丁香。

(2)头顶部外用药:天麻、远志、桂枝、淡竹叶、制首乌、灯芯草。

3. 主要功效

改善睡眠,健脑清心,益肾强身,延缓衰老。

4. 适用范围

适合时有头痛、头晕、头昏,失眠,烦躁,神经衰弱疲劳综合征者。

5. 使用方法

睡眠时使用,2个月换1次外用药。

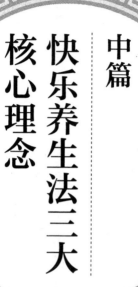

中篇

快乐养生法三大核心理念

一、养生要简易、快乐和有效

最简单的养生方法：快乐地慢跑和开心地吃好

本人曾多次在健康科普讲座中问听众一个问题："大家觉得自己身体状况最佳的是哪个年龄段？"很多老年人回忆，身体最佳的年龄段是 30 岁左右。

养生的目的就是尽可能地保持身体的最佳状态，所以养生最好从 30 岁这个年龄段就开始。年轻人可能会说，工作太忙了没有时间考虑养生，或者说重视养生一段时间好像效果不明显。养生这个话题，人们年轻时很少重视，随着年龄增大逐渐重视起来，显得好像养生只是老年人的事，各种健康科普报刊的读者大多数是老年人，其实这是一个亟待改变的现状。

养生，其实就是注意生活的调理，让我们更加健康和快乐。

我们主张，任何决策，包括为人处世都要做到 6 个字：简易、快乐、有效。当然在养生实践中也要遵循这个原则。

养生并非高深莫测的理论，而是简单可行的实际行动，是一个系统工程。那么怎么做到简易快乐有效的养生呢？就是前言提到的 20 字养生法**"宁神定志、生活简朴、起居有常、合理饮食、适当运动"**。

无论采取什么样的养生行为，快乐是第一位的，健康是终极目的。根据这个原则，我把养生行为转化成快乐地慢跑和开心地吃好。换句话说就是享受简易、有效和快乐的养生。

快乐地慢跑就是每天清晨慢跑 30 分钟，速度不能过快也不能过慢，最好在运动结束时心率控制在（170–年龄）次/分左右。讲具体点就是 30 分钟时间跑 3 公里左右。慢跑速度可以量化，但慢跑中最重要的是"快乐"两个字，这需要我们把慢跑的功利性隐藏于其带来的快乐之后。不要把慢跑看成痛苦不堪的浪费时间的过程,而是要当作一种享受。在慢跑的过程中把某些不良情绪想象成空气和汗水,让这些不开心随着汗水飘散,在运动之后洗个温水澡,精神焕发地开始一天的工作。

开心地吃好就是不要为了某些目的过分刻意地控制饮食。当然根据自身的情况,可以调整一下饮食结构和进食顺序。笔者因为以前运动减少,体重增加明显,出现了脂肪肝,于是给自己定下饮食调控方法,具体是蔬菜占 60%~70%,荤菜占30%~40%,并且控制每餐的饭量为 75 克左右,每餐控制在七分饱。偶尔根据体质,加入适当的食疗,比如山药薏米仁粥、降脂明目茶等。这样的饮食结构,在减轻体重的过程中没有丝毫的精神压力。

通过采取上述养生行为,笔者的生活方式、心理状态和身体状况逐渐变得更加健康了,体重指数从肥胖下降到正常高限,最大的收获就是每日可以精神焕发,快乐地生活和工作。

这种养生方法适合绝大多数现代人,尤其是都市白领们。

二、养生从 30 岁开始

《黄帝内经》说的养生时机

时至今日,养生已经是一个日常话题。姑且不论有多少人真的懂养生,但至少可以说明,有很多人觉得养生需要了。这是好事情,说明大家的生活质量确实是提高了。我们现在提出一个新的养生观点是:养生从 30 岁开始。

《黄帝内经》开头第一篇,讲的就是养生这件事,提出了人生各个关键点的规律,用现代医学的话说就是生理。

岐伯说:女孩子从 7 岁开始,身体进入发育周期。

二七,也就是 14 岁的时候,任脉通,一个月一次的月经开始了,就具备生育小孩的功能了。

三七,也就是 21 岁的时候,发育进入平稳期。

四七,也就是 28 岁的时候,身体的生理功能达到顶峰。现代科学也认为,女人在 28 岁左右生小孩子是最合适的。也是从这个年龄开始,女人要养生了。这个阶段衰老问题尽管还没有显现,但要开始有意识地做这方面的功课了。如果这个阶段养生做得比较好,就可以让身体的巅峰时刻维持得长久一些。

五七,也就是 35 岁的时候,身体功能衰老的迹象开始显现,脸色变差,皱纹滋生,开始掉头发。养生,这时已经成了一个不能再忽视和等待的课题了。

六七,也就是 42 岁的时候,面部越发干枯,白头发也开始出现了。

七七,也就是 49 岁的时候,生理功能进一步衰退,基本上丧失生育功能了。

说完女人,再来说说男人。

男人比女人发育的要晚一些,而且速度也要慢一些。

岐伯说,男孩子从 8 岁开始,身体进入发育周期。

二八,也就是 16 岁的时候,精气爆满,有生育的功能了。

三八,也就是 24 岁的时候,发育到达平稳期,相比女子,男子达到同一个阶段整整晚了 3 年。

四八,也就是 32 岁的时候,男人的生理功能达到顶峰,也就是说,从这个时候,也要开始养生了。

五八,也就是 40 岁的时候,肾气开始衰退,头发开始掉了,牙齿也开始松动了,要注意补肾了。

六八,也就是 48 岁的时候,衰老更加明显,鬓发开始变白。

七八,也就是 56 岁的时候,肝肾功能、精气、功能都不行了,各个零部件开始破损。

八八,也就是 64 岁的时候,头发、牙齿都开始不行了。肾是储藏五脏六腑精气的地方,要五脏都健康有力,肾才有源源不断的精力提供给身体。如果五脏都衰了,紧跟着头发、牙齿什么的都不行了,更不要说生育了。

岐伯的论述明确地告诉我们养生开始的科学年龄——女子 28 岁,男子 32 岁。

再简化一下,养生以 30 岁开始!

健康小贴士

养生从 30 岁开始

女子 28~35 岁,注重"保",35 岁之后,注重"养"。

男子 32~40 岁,注重"保",40 岁之后,注重"养"。

三、要养生,先养心

(一)健康贵在和

天人和、人际和与自我和

和之意义,内涵丰富,早在西周,周太史史伯就提出"和实生物,同则不继",首次指出"以他平他谓之和""和五味以调口""和六律以聪耳"。

老子指出:"道生一,一生二,二生三,三生万物。万物负阴而抱阳,冲气以为和。"此"和"包含了和谐、调和、中和、和合等意义。

健康是体格上、精神上、社会上的完全安逸状态,而不只是没有疾病、身体不适或衰弱。那么,怎样才能更接近健康呢?

健康贵在和,其中包含了三方面的内容——天人和、人际和与自我和。

天人和:主要是指人与自然之和。古人早就提出"人与天相应""人以天地之气生",就是要求人类应去适应自然,而不是对抗自然,"适者生存"是对一切生物与自然界关系的精辟总结。

人生活在宇宙中,气候的变化,日月的升降,对人的身体健康是有一定的影响的。中医对人与自然的关系一向看得很重,认为自然界存在着天地阴阳二气,上下的感召,相互交错,因此天有阴阳,地有阴阳,风、寒、暑、湿、燥、火是天的阴阳,木、火、土、金、水是地的阴阳,人在天地的气交之中,其生理变化和疾病的发生,无不受到自然界的影响。

适宜的自然环境,如洁净而充足的水源,新鲜的空气,充沛的阳光,良好的植被以及幽静秀丽的景观对健康大有裨益。

人际和:主要是指与他人和睦相处,建立和谐的人际关系。人际关系包括朋友关系、恋爱关系、家庭关系、同事关系、上下级关系、个人与集体关系等等。

人际交往的好与坏与人的心理健康关系十分密切,友好融洽的人际关系使人心情舒畅、精神愉快、情绪稳定、有安全感。大脑皮质血管舒张,保证氧和营养物质的供给,皮下中枢及自主神经系统功能协调,各种腺体分泌正常,使人食欲增加、睡眠良好、精力充沛、思维敏捷、学习和工作效率提高,使机体抵抗力增强。反之,紧张和敌对的人际关系使人失去安全感,常常处于忧虑、担心、害怕的状态,精神上痛苦不堪。

自我和:主要指机体脏腑功能的调和和对自我的接受。健康人体脏腑的生理功能是互相协调平衡的,它们相互制约、相互依存、相互为用,以经络为通道,互相传递着各种信息,在精、气、血、津液的濡养下,形成一个非常协调统一的整体。即使老年人气血不足、脏腑俱虚时,脏腑之间也同样互相协调统一,即气血和、阴阳和、五行和。

古人云:"**一阴一阳谓之道,偏阴偏阳谓之疾。**"如果脏腑间的平衡失调,就会发生疾病。接受自我就是接受自身所有的优劣特质,接受自己此刻的状态,从而找到心灵平静,达到精神上的完全安逸状态。

当我们深入理解了和之于健康的意义之后,向健康这一目标努力的路就比较明朗了。

(二) 健康的期望

有位哲人说过,人生的过程是一个个希望实现的过程,当希望消失的时候,也就意味着人生的结束。从这个意义上来说,哪怕我们生活中不可避免地出现波折和逆境,但只要心中尚有一息希望的火种,就一定会走出人生的低谷。

笔者从医之初,曾经希望自己诊治的病人都能康复,但很多时候,现实让此成为一个美好的愿望。颈椎病、腰椎间盘突出症、上消化道出血、肾结石、胆石症、不明原因腹泻、恶性肿瘤……当疾病发生在一个个瘦弱的躯体上时,感觉他们好像只剩下痛苦;而这种痛苦是其他人无法理解的,即便那个正在承受痛苦的人是你最亲近的或最爱的人。我们给病人的积极治疗,有时却事与愿违,这种无法治愈他人病痛的无奈让作为医务人员的我迷茫,甚至曾怀疑过医学的价值。

随着行医年限的增加,我才慢慢体会出,除了给予患者积极正确医疗措施外,最重要的就是要给病人带来希望——生的希望,治愈的希望,好好生活下去的希望。

人生是靠希望支撑着的,希望延续着生命并使其崇高和富有意义,并且使生命常青。

随着科技的进步,很多医学问题得到了解决,但目前世界上仍有许多医学难题和新出现的疾病,尚未被人类攻克。

不过我们必须怀抱希望,正是希望的存在,让人们对健康充满了期待。即使困难重重、道路曲折,只要向着希望不停歇地努力,终有一日会触摸到健康——这个最美的希望光环。

(三)给心灵留下一点空间

很多时候,我们需要给自己的心灵留下一点空间,这样可以放空心灵,腾挪出更多空间。

心灵的空间,是经过思考开悟而扩展的。

人生在世,总有许多纷繁的事务,我们心态的好坏,不是事务的本身,而是我们处理它的方法和态度。同样的处境,改变视角,心灵感受不同,假如我们转身面向阳光,就不可能陷身在阴影里,拿花送给别人时,首先闻到花香的是我们自己,抓起泥巴想抛向别人时,首先弄脏的是我们自己的双手。

我们要心存善意,感恩所得。

光明使我们看见许多东西,也使我们忽视了许多东西。假如没有黑夜,我们便看不到闪亮的星辰,因此,即使那些曾经一度让我们难以承受的痛苦磨难,也可以使我们的心灵更成熟。

大部分时间,我们没有办法改变自己的外界环境,但是可以训练自己,不要轻易被别人的话扎伤,不能决定生命的长度,但是可以扩展其宽度;我们不能改变天生的容貌,但可以时时展现笑容;我们不能企望控制他人,但可以好好把握自己;我们不能预知明天,但可以充分利用今天,为明天打好基础。

我们不能要求事事顺利,但可以做到事事尽心。

有一种说法:**一个人的快乐,不是因为他拥有的多,而是因为他计较的少。**要创造美好的生活,就要时时拥有一颗轻松自在的心,不管外界如何变化,我们都能有一片清静的天地,当我们的心灵有较大空间时,就能心胸开阔,宁神静志,拥有一种永恒的宁静。

（四）健康是一种状态

关于健康的定义和评价标准世间早有公论,不用再多说。一直以来,每个人心中都有自己独特的健康标准,如同每个人心中都有自己成功的标准一样,多年临证实践后,笔者更加坚信这一点。

健康是理想的状态

很多情况下,健康是可望而不可即的。身体和心理素质都处于完美状态,这在人一生中出现的机会是较少的。所以健康的标准基本类似于一种理想,就如远方的地平线,无限接近之后,我们发现还不得不继续前进。追求健康,其实一定要将其过程的重要性凸显出来,而不是结果与否,不然收获的很可能是失望。然而,我们常常看到许多病人因健康的"完美情结"对某些微不足道、不需要临床处理的疾病耿耿于怀,长年累月地寻医问药,甚至擅自服药,继而导致新问题的产生。既然是理想,那么必然和现实有差距,医学或者养生手段是可以改善身体状况,但是无法改变生老病死这一生命体的自然规律。

健康是内心安宁的状态

临床上,患者有各类不适感,但是各项检验指标和检查结果都正常比比皆是,因此检查正常并不代表完全健康。一般来看,健康取决于个人内心的安宁状态,包括对自己的接受和适应,以及对自己周围环境的接受和适应。一个怨天尤人的人就如同不能获得幸福一样,是不可能获得健康的。己所不欲,勿施于人,学会换位思考,就可以在复杂的人际交往中获得内心真正的安宁,从而获得接近健康的机会。随着现代社会竞争的日益激烈,各种心理疾病逐渐增多,躯体的无病却伴随着精神上的痛苦,从一定意义上讲,这才是最难攻破的妨碍健康的壁垒。

健康是对自我生活方式肯定之后的状态

要获得健康,有一个前提,要肯定自我的生活方式,接受目前和以前的生活状态,比如开朗的人就得接受自己开朗,内向的人就得接受自己内向。我曾接诊过一个病人,以往对自己的要求是生活平平淡淡,不需要事业上有多少成就,只要一家平安快乐。这并没有错,她也安享这种幸福。可随着周围朋友、同学的事业地位日渐上升,她心理不平衡了,开始怀疑和否定自己以往的生活方式,心神焦虑,最终陷入痛苦不能自拔,久而久之,她的身体状况逐渐恶化,出现了严重的健康问题。

健康是只有通过努力才能达到的状态

健康的到来要通过不断的努力和追求,而不是轻松取得。努力的方式有很多,比如积极锻炼、科学饮食调理、合理安排作息等,但有一点不变,那就是持之以恒,弛张有度。一位朋友,她结合自己的体会谈论关于健康补益方面的问题,认为不必刻意地去买什么保健品,吃自己想吃的东西,对人体最具补益作用。我看这话未必全无道理,通往健康的路有很多,但是她至少走在一条叫做努力的必经之路上。

当我们明白健康是一种理想状态后,我们就会坦然接受自身的某些缺陷,从而获得内心的安宁,进而肯定我们的生活方式,然后通过自身努力,采用各类养生手段,那么离健康这一理想就会更接近了。

（五）人生没有假如

我们的人生离不开抉择,正是因为有抉择的存在,使我们每个人都有后悔的时候。但是,不同的人后悔的程度是有差别的:有的人整天埋怨、后悔,内心自责,唉声叹气,抱怨以前的选择错误,自怨自艾,甚至整天被负性情绪包围。有的人在事后发现,当初的抉择是错误的,也会偶尔后悔,但后悔之后会静心思考,努力学习,化被动为主动,尽可能地减少再后悔的机会。

时常可以听到有人说假如当初怎样怎样,现在就会怎样怎样,我发现,总是这样说的人,往往以后还是不会选择唠叨的"当初要是"怎样怎样,最后的现实还是没有怎样怎样,因此他始终处在说"假如当初怎样怎样,现在就会怎样怎样"的状态。

有一位文化程度不高的老乡,本来家境很差,当初因为不爱读书,从学习中找不到乐趣,毕业后就一直在家务农,他有些同学和他一样在家务农,劳动之余就是闲聊和发牢骚,抱怨当初的选择有多么错误,早知道当初努力学习就好了,这样现在的生活就会改观,但是抱怨之后依然我行我素。他认为与其这样闲空抱怨,满腹牢骚,不如好好经营现在的生活。通过仔细观察,他发现这么多闲散劳动力经过组合运营,是可以创造更大价值的,于是他成立了一个类似劳务公司的组织,自己当上了主管,目前经营得不错,他还有更高的目标。有一次,我问他怎么会去做这件事,他说:"以前我也和大部分朋友一样,空闲的时候就是搓麻将、打牌、喝酒发牢骚,但是日子还是同样的艰难,后来悟到了一个道理,后悔是没有用的,与其蹉跎时光,抱怨过去,不如把握现在,分析形势,努力过好现在,这样才可以掌控未来。"我问:"你是怎么悟到的?"。他回答:"有一次,无意中看到一篇文章上写着,人生没有假如怎样,只有怎样,不正是教我们与其抱怨过去,不如把握现在吗?"

人生没有假如怎样，只有怎样！

很多时候，我们只是在抱怨昨日的错误选择，抑或在抱怨当初的不努力，却未意识到我们的今日就是明日的昨日，想让我们明日不后悔今日的所作所为，就应该努力地把握好今日，尽量让我们的每个今日过得快乐而有意义，那么人生就没有太多的后悔了。

在不良生活方式的影响下，出现了健康问题，他们首先是后悔，后悔之后，或为了口舌之快，或因为惰性，有意无意地忘了改变不良的生活方式，对于健康来说，没有假如怎样，只有怎样，当真的器质性疾病出现的时候，要逆转疾病的希望就不是很大了。

在维护健康的问题上，笔者以为应未雨绸缪，从30岁开始养生，在身体处在亚健康状态时，抑或还是健康的时候，就注意适当地运动和合理调配饮食，同时注意宁神静志和作息规律，保持内心真正的快乐和宁静，不要过度地透支健康，否则出现严重健康问题后，再怎么后悔也是没有用的，因为身体同样是没有假如怎样，只有怎样。

临床上有患者会说，以前我没注意维护健康，已经出现健康问题了，现在开始养生还来得及吗？我觉得任何时候都来得及，相对以往不健康的生活方式来说，过好每个健康快乐的今日，明天就会收获更健康快乐的生活。

（六）补的，不一定是好的

补法是中医的治疗方法之一，现在膏方治疗越来越常用，在媒体的宣传下，出现两个比较常见的误解：第一，补的就是好的，第二，膏方就是补的。就是"补"这个字变成大家误解最多的字。

提起"补"这个字，大家都很熟悉，意思是把残破的东西加上材料修理完整或者把缺少的东西充实起来。本意就是在破旧的衣物上缝上一块类似的材料，以达到恢复功用或改善外观的目的。补的前提就是衣物本身因为各种原因出现了破损,因为破损的出现影响了衣物的使用或外观,除非为了标新立异,一般是没有人会在完好无缺的衣物上去缝个补丁。

绝大多数新认识的朋友知道我是中医师以后,都会半开玩笑地要我给他们补补,这也是平时闲聊最多的话题。真有这么多人需要补吗?为什么大家都这么关心补呢?我想起一个成语:亡羊补牢,成语里也有一个补字,说是羊圈破了,狼把羊偷走了,再去补羊圈,原意是说做事没有未雨绸缪,发现纰漏没有及时改进,导致了损失。我觉得亡羊补牢是对的。可是羊圈没有破损,抑或压根儿没有狼的存在,只要适当地注意防护就可以避免损失了,去补牢就是白白耗费人力物力了。

相对于我们的身体来说,在生理健康也就是气血阴阳调和的情况下,也是没有必要去调补的,在这种情况下调补不仅会增加物力浪费,更严重的是极有可能造成身体的伤害,这就得不偿失了。

可能会有人认为这是危言耸听——我吃点人参、枫斗什么的补补,难道还会造成身体伤害?

其实这些补品,在中医里都是药,是药就有偏性,有句古话:**是药三分毒,无偏不成药,**这里的毒是指偏性的意思,不是现在的毒的字面意思这么让人心惊胆战,也就是寒热温凉、升降浮沉的意思,没有偏性就没有治疗作用。各种利益的驱动,导致市场上铺天盖地的补品。

在没有亏虚的情况下,是没有必要去补的,补了之后反而可能导致阴阳的失衡;在人体有外邪入侵的时候,比如感冒、发热或者腹泻的时候,更不能随便乱补,不然可能导致“闭门留寇”加重病情。

“人参杀人无罪,大黄治病无功”就反映了病家对药物的误解,例如我在出门诊时给病人予以调补,基本上是没有病人会有反对意见的,但是这种误解在一定程度上会影响医生的治疗决策判断和医患之间的协调配合。

那么我们是否就不需要补了呢?

在人体出现气血阴阳亏虚的时候,根据辨证适当补益还是有必要的,这里还有补品的选择问题,**不是越稀缺、越昂贵就越好,而是越适合的越好**。有一些补衣物的能工巧匠,他们修补的衣物可以做到"天衣无缝",新旧程度都一致,一些人的品牌衣物出现破损都找他们去修补。我想他们肯定是先仔细地辨别揣摩衣物材质,再根据衣物材质选择相应的修补方法,而不是盲目选择贵的、稀缺的材料来修补,最后还要根据衣物整体的新旧程度,进行相应地打磨做旧,否则就无法达到天衣无缝的境界。

人体的调补也是这样,如果在机体都健康的情况下,擅自去服用一些补品,就好像在一件完好的衣物上加了一块昂贵的补丁,而且你还不知道补丁的颜色是否合适,那肯定得不到理想的结果的。

(七)"食补不如精补,精补不如神补"

清代程国彭在《医学心悟》中有言"食补不如精补,精补不如神补",给我很大的启示,从事中医食疗和膏方研究十余年,说过无数遍这句话,但是其精髓远非字面所理解的这么简单。

历代医家早有精辟论述。首推《黄帝内经》的"形不足者,温之以气;精不足者,补之以味"论断,这是针对形体虚弱、精气不足的人群而言。而这句话,告诉我们要以全新的视角审视补益问题。

《黄帝内经·素问·脏气法时篇》谓:"毒药攻邪,五谷为养,五果为助,五畜为益,五菜为充,气味合并服之,以补益精气。"唐代名医孙思邈在《千金方》中则强调"安身之本,必资于食;救疾之速,必凭于药"。从这个角度讲,食物补益占重要地位。

那么人体出现亏虚的时候,是否只要靠食物的调理就可以纠正呢？是否食物调理就是最好的补益方法？

程国彭明确地告诉我们，答案是否定的。

我认为这里面有三层意思：其一、食物是可以纠正人体亏虚的；其二、食补不如精补；三、精补不如神补。

我们来具体看看这几层意思。

1. 食补的作用

中医食疗学是中医药学的重要组成部分，它是在中医理论的指导下，通过食物配合药物，食借药力、药助食威，进行养生保健和防病治病的一门古老而新兴的学科。据有关统计，在中医药典籍中，有效药食秘方验方达 30 万余首，中医食疗学成为中国传统文化的重要组成部分，为人类的文明做出了卓越的贡献。

中医食疗学在临床各科有广泛的应用，在饮食调理方面，进补是一个重要方面，比如以人参、冬虫夏草、灵芝、石斛等具有补益作用的中药材作为食疗原料，可以纠正人体的亏虚。但是也不可一味盲目地追求进补，否则会适得其反。应当从中医辨证的角度，根据每个人的体质在每个治疗阶段的不同证候表现加以辨证，合理地选择食疗原料和方法，恢复人体的阴阳平衡。

食补作用不能忽视，我们常说"药补不如食补"，毕竟药物偏性较大，容易产生不良反应，当然药补的作用也更强大，用现在通俗的说法是"风险与收益并存"。要达到良好的药补疗效，需要医生、药物、调制和服药情绪的配合，也就是需要"四位一体"的配合，还需要患者花费较大的时间和精力成本。相对而言，在补益这个问题上，按简易、快乐和有效原则，需要重视食补的应用。

2. 食补不如精补

精补就是补益人体的精气，让人体精充气足，主要靠什么呢？

第一、靠良好的睡眠。许多养生人士认为"睡觉为第一大补"。人有两种状态：寤和寐，人的清醒与睡眠，如同白天的光明与夜晚的黑暗一样。《内经》云："天有昼夜，人有起卧。"中医养生要求"天人相应，天人合一"。

自然界春生、夏长、秋收、冬藏，顺之才能长生久视。老子谓"一阴一阳谓之道"。睡觉是休养生息，养精蓄锐，为养阴；白天工作学习是能量的释放，为用阳。21点到23点为亥时，三焦经旺。三焦是六腑中最大的腑，有主持诸气、通调水道作用，亥时三焦畅通百脉，在此时睡觉，百脉可以得到休息，对身体十分有益。23点为子时，此时胆经旺，中医认为："胆为中正之官，五脏六腑取决于胆。"胆为少阳，"少阳不升，天下不明"。

因此睡觉在养生当中非常重要，主要调护我们人体的精气。

第二、要养精蓄锐，不可过劳。劳动要遵循正常工作规律和生活规律，不能使体内疲劳蓄积并向过劳状态转移，使血压升高、动脉硬化加剧，严重者可能出现致命的状态。

要掌握两性生活的原则和方法，以达到摄生保健，延年益寿。房事的关键在"闭固"，孙思邈在《备急千金要方·卷二十七·房中补益》中指出："人年四十已下多有放恣，四十已上即顿觉力气一时衰退。衰退既至，众病蜂起，久而不治，遂至不救。所以彭祖曰：'以人疗人，真得其真，故年至四十，须识房中之术'。"孙思邈告诫青年人，决不能凭年轻力壮而肆意放纵，更反对在少壮之时即服食壮阳之药来恣意房事。"是以人年四十已下即服房中之药者，皆所以速祸，慎之慎之。故年未满四十者，不足与论房中之事，贪心未止，兼饵补药，倍力行房，不过半年，精髓枯竭，惟向死近。少年极须慎之。"性生活的正常调理也是精补的一种，比如要合理安排性生活的频率，要注意房中禁忌，如在怒不止，远行疲惫，及女方月经未尽，大暑、大寒、惊雷、心慌时，禁止房事，以维护夫妻双方的身心健康。

3. 神补的意义

在养生中尤其要重视精神调养，神补做到位，作用超过前二者。

怎么做到神补呢？

第一、避免不良刺激。要尽量地避免来自自然环境、社会环境、家庭因素等方面的不良刺激的影响，尽可能避免。要积极地治疗躯体性疾病，防止疾病的不良刺激加重精神负担，导致早衰。

第二、提高自我心理调摄能力。七情过极皆致病，过激、过久的情志刺激，在超越人的心理调节范围时，就会成为致病因素。《灵枢》言"志意和则精神专直，魂魄不散，悔怒不起，五脏不受邪矣"。"志意和"与个体相关，通过养生能改善自我心理调摄。

第三、要养生补益，先养心安神。对养生补益而言，有一种说法是：**下士养身，中士养气，上士养心。**这里的"心"，并非完全等同于中医理论中五脏六腑的"心"，更不是西医解剖学中的"心"。但是，在中医理论中，心主神明，"心为君主之官"，心宁则体健，犹如国有明君，要体健就必须养心。心神不安，性情急躁，身形受损，外邪来袭或内外合邪，为致病之总因。因此，养生中的"养心"与五脏六腑中的"心"关系十分密切。

心为君主之官，可以主宰人身其他脏腑。心定则气和，气和则血顺，血顺则气足精充神旺，气足精充神旺者，五脏六腑安和，人体内部抵抗力强，正气存内、邪不可干，因而不易患病；即使因外邪强大导致人体生病，善于养生和养心之人也相对更易痊愈。

故养生当以养心安神为主

综上所述，"养生补益"的目的让人们顺应自然，尽量延长生命时限，尽力提升生活质量，可以通过食补，但是精补更重要，神补最重要，这样才可以达到养生的目的，具体就是顺应外界的自然环境，顺应人与人之间的自然生活状态，顺应自己内在的禀赋特性和以心为主导的脏腑自然功能状态。《医学心悟》这句话，无疑给养生迷途中的人们指出了一条正路。

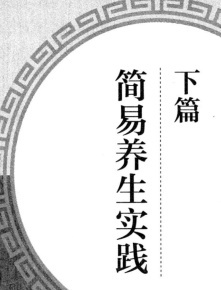

下篇

简易养生实践

一、季节与养生

春生　夏长　秋收　冬藏

中医学的经典著作《黄帝内经》早已指出四季养生的方法，这些方法都是要求人们遵循四季阴阳消长的规律进行养生。

本篇就以《黄帝内经》原文为基础，说说四季养生。

（一）春季养生

1. 春季养生总论

春天是阳长阴消的开始，春天主生，肝气内应，"一年四季春为首，五脏春季肝当令"，春季应当以养肝为首，肝主疏泄，神志方面应以欣欣向荣为主，要保持心情舒朗。如果春天伤了肝气，就会降低适应夏天的能力。

《黄帝内经》提出："春三月……夜卧早起，广步于庭，披发缓形，以使志生……"

生活起居方面：要求我们睡眠时间不要太长，养成晚睡早起的习惯。那么晚睡早起的度在哪里？结合古代医家的经验，早起也不要早于鸡鸣的时段，即不要在 5 点之前起床，晚睡不要晚于半夜子时，即不要在晚上 11 点后再睡，否则，也会对人体健康不利。

那么为什么要晚睡早起呢？人体阳气的生发和闭藏的状态是与睡眠密切相关的，当我们清醒时，阳气行于表、行于外；当我们入睡时，阳气行于内、行于脏。因此，要想使人体的阳气像自然界的阳气一样能够生发，就要减少睡眠时间，睡眠过多，极易使人体的阳气郁滞体内，不利于"春夏养阳"。同时要记住"春捂秋冻"这句话，注意适当保暖。

运动方面：要求在空气流通的环境中进行有氧运动,如做操、散步、踏青、打球、放风筝、钓鱼、赏花、慢跑、打太极拳等,让机体吐故纳新,使筋骨得到舒展,同时要注意情志的调节,保持积极向上的心态。

饮食方面：要选甘、辛、温、清淡可口之品,尽量不要吃油腻、生冷、黏硬的食物。由于春季人体新陈代谢加快,因此应多选用既升发又富营养之品,如黄豆芽、绿豆芽、豆腐、豆豉、大麦、小麦、大枣、瘦肉、鱼类、蛋类、花生、黑芝麻、蜂蜜之类;还要多吃些新鲜蔬菜,如春笋、春韭、油菜、菠菜、芹菜、荠菜、马兰菜、枸杞头、香椿头等。

2. 春季养生调理药茶

春天基本属于温暖气候,是阳长阴消的开始,春主生,肝气内应,春季药茶养生应当以养肝、柔肝为先。

（1）玫瑰花茶

原料：玫瑰花 5 克,佛手 3 克,冰糖 10 克。

用法：用 250 毫升开水冲泡后饮用,冲饮至味淡。

功用：疏肝解郁,健脾和血。

（2）柴芍茶

原料：柴胡 5 克,白芍 3 克,陈皮 2 克,绿茶 5 克。

用法：用 250 毫升开水冲泡后饮用,冲饮至味淡。

功用：疏肝解郁,养血和营。

（3）郁归红茶

原料：郁金 5 克、当归 5 克、红茶 3 克。

用法：用 250 毫升开水冲泡后饮用,冲饮至味淡。

功能：养血疏肝。

（4）杞菊茶

原料：菊花 5 克,枸杞 5 克,冰糖 5 克。

用法：用 250 毫升开水冲泡后饮用,冲饮至味淡。

功用：滋肝清热，生津止渴。

（5）合欢花茶

原料：合欢花 5 克，白芍 3 克，绿茶 3 克。

用法：用 250 毫升开水冲泡后饮用，冲饮至味淡。

功用：养血柔肝，解郁安神。

（二）夏季养生

1. 夏季养生总论

夏天是阳长阴消的极期，夏天主长，万物茂盛，心气内应，养生应以养心为主。因为夏天属阳，阳主外，所以汗多，要使"气得泄"，就要求应当汗出时就汗出，否则会伤及心气，秋天的适应能力也会下降，容易患呼吸方面的疾病。

《黄帝内经》提出："夏三月……夜卧早起，无厌于日，使志无怒，使华英成秀，使气得泄，若所爱在外……"

生活起居方面：要求我们养成早起的习惯，多到户外活动，适量出汗，不要怕阳光，同时心情要保持愉快。根据"春夏养阳"的原理，适当减少夜间睡眠时间，睡眠过多，易使人体的阳气郁滞体内。

在空调使用中要注意不要频繁出入于有空调和无空调的环境，空调的温度不能调得太低，这样有助于人体的营卫调和，符合"春夏养阳"的原理。

运动方面：要求适当进行有氧运动，运动量要比春天略小，可以采用意念运动法，应适当出汗，但是也要注意不要运动到大汗淋漓，尤其三伏天时，要注意避免中暑。将不良情绪排解掉，在意念中想象不良情绪及物质随汗水而逝去，同时要注意情志的调节，保持积极向上的心态。运动前后要特别注意水分和电解质的补充。

饮食方面：要选甘、凉、淡渗、清淡可口之品，避免食用生冷、滋腻食物,多吃些新鲜蔬菜和避暑食品,如绿豆、荷叶等,采用清心、调节情绪和失眠方面的食疗,可以适当服用一些含莲子心、灯芯草的茶疗方。

2. 夏季养生调理药茶

夏天基本属于炎热气候,夏天是阳长阴消的极期,夏主长,心气内应,夏天万物生长茂盛,夏季药茶养生应以养心为先,也可加入消暑之品。

（1）荷斛茶

原料:鲜西瓜肉 100 克,荷叶 3 克,石斛 3 克,绿茶 3 克,冰糖 15 克。

用法:用水煎煮西瓜肉、荷叶、石斛至水沸后,泡茶,加冰糖饮用。

功用:清热解暑,止渴利水。

（2）枣仁养心茶

原料:炒枣仁 6 克,灯芯草 1 克,绿茶 3 克。

用法:用 250 毫升水煎煮枣仁、灯芯草至水沸后泡茶饮用。

功用:养心安神,清心除烦。

（3）莲子清心茶

原料:莲子 10 克,车前子 5 克,绿茶 3 克。

用法:用 500 毫升水煎煮莲子、车前子至水沸后,冲泡绿茶饮用。

功用:清泄心火,利湿清热。

（4）通草竹叶茶

原料:通草 5 克,淡竹叶 3 克,甘草 3 克,生地 5 克,绿茶 3 克。

用法:用通草、淡竹叶、甘草、生地的煎煮液 300 毫升,冲泡绿茶后饮用。

功能:清心泄热。

（5）金花茶

原料：金银花 10 克,茉莉花茶 5 克。

用法：用 200 毫升开水冲泡 10 分钟即可,可加适量白糖。

功能：清热解暑。

（6）竹梅茶

原料：淡竹茹 5 克,乌梅 3 克,绿茶 3 克。

用法：用 200 毫升开水冲泡后饮用。可加适量白糖。

功能：清热生津解暑。

（7）薄荷竹叶茶

原料：薄荷 3 克,淡竹叶 5 克,冰糖 10 克,绿茶 3 克。

用法：用 200 毫升开水冲泡后饮用,冲饮至味淡。

功能：清热解暑润喉。

（8）香薷茶

原料：香薷 10 克,绿茶 3 克。

用法：用 200 毫升开水泡饮,冲饮至味淡。

功能：发汗解暑,行水散湿。

（9）香薷荷茶

原料：香薷 5 克,荷叶 3 克,绿茶 3 克,白糖 10 克。

用法：用 250 毫升开水冲泡后饮用,冲饮至味淡。

功能：化湿消暑。

（三）秋季养生

1. 秋季养生总论

秋天是阴长阳消的时候,天气由热转凉,由于昼夜之间温差增大,也是人们发病较多的时节。秋要以养阴为主,顾护肺气。秋天主收,万物收敛,肺气内应,养生应以养肺为主。适当收敛神气,否则容易伤肺气而降低适应冬天的能力,到了冬季容易患腹泻等消化不良的疾病。

《黄帝内经》提出："秋三月……早卧早起,与鸡俱兴,使志安宁,以缓秋刑,收敛神气……"

生活起居方面:要求早睡早起,适当增加睡眠时间。在秋季要遵循人体生物钟的运行纪律,养成深度睡眠习气,最关键的是要让神志安宁,宁心收志,用平和的心态对待一切事物,以顺应秋季收敛之性。

秋季由于阳气弱、阴气长,肠胃的抵抗能力下降,病菌易乘虚而入,损伤脾胃,导致肠胃疾病,因此脾胃功能欠佳的人要特别注意腹部保暖,及时增减衣服。立秋之后,昼夜之间的温差加大,不宜赤膊露体,也不宜穿得太多、太暖。

运动方面:俗语说"秋乏春困",秋天是人体的精气都处于收敛内养的阶段,运动应顺应这一原则,即运动量不宜过大,切勿大汗淋漓,以防出汗过多造成阳气耗损。运动宜选择轻松平缓、运动量不大的项目,循序渐进地进行,当周身微热、尚未出汗时就停止,以使精气内敛,不使阳气外耗。有序、科学的意念运动养生,有助于提高机体的抵抗力。

饮食方面:要注意适量,避免过量,饮食上有"秋宜温""宜润"的主张,应当避免多吃性偏凉和寒性的食物,可以多吃一些温性食物,当然也要注意润燥。可以服用一些清补的食品,如百合、山药、栗子、藕、白扁豆、芝麻、蜂蜜、杏仁、乳品等柔润食品。要尽量少食或不食辣椒、葱、姜、蒜、胡椒等燥热之品,少吃油炸、肥腻食物,以防加重秋燥症状。还要少量频饮开水、淡茶、果汁、豆浆、牛奶等流质食物。

2. 秋季养生调理药茶

秋天基本属于清凉气候,秋天是阴长阳消的开始,秋主收,肺气内应,天气由热转凉,昼夜温差增大,是发病较多的时节。秋季药茶养生应以养阴为主,顾护肺气。

（1）梨冬茶

原料:鲜梨 1 个,麦冬 5 克,绿茶 3 克。

用法:用水煎煮梨块、梨皮、麦冬后泡茶饮用。可加适量冰糖。

功用:生津润燥,清热化痰。

（2）麦地茶

原料:麦冬 5 克,生地 5 克,绿茶 3 克。

用法:用 200 毫升开水冲泡后饮用,可加冰糖。

功能:养阴润肺,清心除烦。

（3）百合茶

原料:百合 10 克,绿茶 3 克。

用法:用百合的煎煮液 300 毫升泡茶饮用。

功能:润肺止咳,清心安神。

（4）款冬百合茶

原料:款冬花 5 克,百合 3 克,生姜 2 克,绿茶 3 克。

用法:用款冬花、百合、生姜的煎煮液 350 毫升,冲泡绿茶饮用,冲饮至味淡。

功能:润肺养阴,止咳利咽。

（5）三才茶

原料:天冬 5 克,生晒参 3 克,生地 3 克,绿茶 3 克。

用法:用前三味药的煎煮液 300 毫升泡茶饮用,可加冰糖。

功能:养阴益气,润肺补元。

（四）冬季养生

1. 冬季养生总论

冬天是大地收藏、万物皆伏的时节,冬主藏,肾气内应,养生应以养肾为主,否则容易伤肾气,降低适应春天的能力,到了春天容易得关节方面的疾病。

《黄帝内经》提出:"冬三月……早卧晚起,必待日光,使志若伏若匿……去寒就温,无泄皮肤……"

生活起居方面:要求精神内守,不要过多耗散阳气,运动劳作不能过度出汗,平时多晒晒太阳。"寒从脚下生",要注意双脚的保暖。

运动方面:"冬天动一动,少生一场病;冬天懒一懒,多喝药一碗。"进行有氧运动,达到微有汗出、略有气短、肌肉酸痛的状态,才能够调节代谢,改善心肺功能,提高机体的抗病能力。或者每天坚持步行半小时以上,活动双脚。早晚坚持搓揉脚心,以促进血液循环,有空的时候动动脚趾,练习用二趾和三趾夹东西,站立时用脚趾练习抓地,均能起到健脾养胃的作用。

饮食方面:基本原则是保阴潜阳,多食甲鱼、藕、白木耳、芝麻、核桃等食物以及黑米、黑豆、黑芝麻、黑木耳、黑枣、乌鸡等黑色食品,黑色食品具有补肾的功效,冬天应多吃;"**冬吃萝卜夏吃姜,不劳医生开药方**",因为萝卜具有很强的行气功能,还能止咳化痰、除燥生津、清凉解毒,加之冬季进补较多,易碍脾胃功能,所以冬季可以考虑适当食用。

2. 冬季养生调理药茶

冬天基本属于寒冷气候,冬天是阴长阳消的极期,冬主藏,肾气内应,冬天是大地收藏、万物皆伏的时节,冬季药茶养生应以养肾为主。

（1）白菟茶

原料:白术 5 克,菟丝子 3 克,乌龙茶 3 克。

用法:用 250 毫升开水冲泡后饮用,冲饮至味淡。

功能:健脾补肾。

（2）苓药茶

原料:茯苓 5 克,山药 3 克,红茶 3 克。

用法:用 250 毫升开水冲泡后饮用,冲饮至味淡。

功能:健脾补肾。

(3) 萸苓茶

原料:山茱萸 5 克,茯苓 3 克,枸杞子 3 克,红茶 5 克。

用法:用上药的煎煮液 350 毫升泡茶饮用,冲饮至味淡。

功能:补肾益精。

(4) 益肾茶

原料:枸杞 5 克,菟丝子 2 克,肉苁蓉 2 克,覆盆子 2 克,红茶 5 克。

用法:用上药的煎煮液 500 毫升冲泡红茶饮用,可加蜂蜜。冲饮至味淡。

功能:滋补肝肾,温阳增智。

(5) 人参杜仲茶

原料:人参 3 克、杜仲 3 克、怀牛膝 3 克、枸杞 2 克、红茶 5 克。

用法:用上药的煎煮液 350 毫升泡茶饮用,冲饮至味淡。

功能:滋补气血,养精益脑。

二、体质与养生

体质的判别是维护健康的第一步,也是中医养生的基础之一

(一) 体质概述

有些人怕冷,有些人怕热,有些人很容易上火,有些人怎么吃辣也不上火,其中的原因是什么? 简单地说就是每个人的体质不同。

体质的判别是维护健康的第一步,也是中医养生的基础。

我国有一部指导和规范中医体质研究及应用的文件,就是《中医体质分类与判定》,可以指导关于中医体质相关疾病的防

治、养生保健、健康管理,比较科学、规范,实用性较强。

人的体质可以分为平和质、气虚质、阳虚质、阴虚质、痰湿质、湿热质、血瘀质、气郁质、特禀质9个类型。

1. 平和质

总体特征:阴阳气血调和,以体态适中、面色红润、精力充沛等为主要特征。

形体特征:体形匀称健壮。

常见表现:面色、肤色润泽,头发稠密有光泽,目光有神,鼻色明润,嗅觉通利,唇色红润,不易疲劳,精力充沛,耐受寒热,睡眠良好,胃纳佳,二便正常,舌色淡红,苔薄白,脉和缓有力。

心理特征:性格随和开朗。

发病倾向:平素患病较少。

对外界环境适应能力:对自然环境和社会环境适应能力较强。

2. 气虚质

总体特征:元气不足,以疲乏、气短、自汗等气虚表现为主要特征。

形体特征:肌肉松软不实。

常见表现:平素语音低弱,气短懒言,容易疲乏,精神不振,易出汗,舌淡红,舌边有齿痕,脉弱。

心理特征:性格内向,不喜冒险。

发病倾向:易患感冒、内脏下垂等病;病后康复缓慢。

对外界环境适应能力:不耐受风、寒、暑、湿邪。

3. 阳虚质

总体特征:阳气不足,以畏寒怕冷、手足不温等虚寒表现为主要特征。

形体特征:肌肉松软不实。

常见表现:平素畏冷,手足不温,喜热饮食,精神不振,舌淡胖嫩,脉沉迟。

心理特征:性格多沉静、内向。

发病倾向:易患痰饮、肿胀、泄泻等病;感邪易从寒化。

对外界环境适应能力:耐夏不耐冬;易感风、寒、湿邪。

4. 阴虚质

总体特征:阴液亏少,以口燥咽干、手足心热等虚热表现为主要特征。

形体特征:体形偏瘦。

常见表现:手足心热,口燥咽干,鼻微干,喜冷饮,大便干燥,舌红少津,脉细数。

心理特征:性情急躁,外向好动,活泼。

发病倾向:易患虚劳、失精、不寐等病;感邪易从热化。

对外界环境适应能力:耐冬不耐夏;不耐受暑、热、燥邪。

5. 痰湿质

总体特征:痰湿凝聚,以形体肥胖、腹部肥满、口黏苔腻等痰湿表现为主要特征。

形体特征:体形肥胖,腹部肥满松软。

常见表现:面部皮肤油脂较多,多汗且黏,胸闷,痰多,口黏腻或甜,喜食肥甘甜黏,苔腻,脉滑。

心理特征:性格偏温和、稳重,多善于忍耐。

发病倾向:易患消渴、中风、胸痹等病。

对外界环境适应能力:对梅雨季节及湿重环境适应能力差。

6. 湿热质

总体特征:湿热内蕴,以面垢油光、口苦、苔黄腻等湿热表现为主要特征。

形体特征:形体中等或偏瘦。

常见表现:面垢油光,易生痤疮,口苦口干,身重困倦,大便黏滞不畅或燥结,小便短黄。男性易阴囊潮湿,女性易带下增多,舌质偏红,苔黄腻,脉滑数。

心理特征:容易心烦急躁。

发病倾向:易患疮疖、黄疸、热淋等病。

对外界环境适应能力:对夏末秋初湿热气候、湿重或气温偏高环境较难适应。

7. 血瘀质

总体特征:血行不畅,以肤色晦暗、舌质紫黯等血瘀表现为主要特征。

形体特征:胖瘦均见。

常见表现:肤色晦暗,色素沉着,容易出现瘀斑,口唇黯淡,舌黯或有瘀点,舌下络脉紫黯或增粗,脉涩。

心理特征:易烦,健忘。

发病倾向:易患癥瘕及痛证、血证等。

对外界环境适应能力:不耐受寒邪。

8. 气郁质

总体特征:气机郁滞,以神情抑郁、忧虑脆弱等气郁表现为主要特征。

形体特征:形体瘦者为多。

常见表现:神情抑郁,情感脆弱,烦闷不乐,舌淡红,苔薄白,脉弦。

心理特征:性格内向不稳定、敏感多虑。

发病倾向:易患脏躁、梅核气、百合病及郁证等。

对外界环境适应能力:对精神刺激适应能力较差;不适应阴雨天气。

9. 特禀质

总体特征:先天失常,以生理缺陷、过敏反应等为主要特征。

形体特征:过敏体质者一般无特殊;先天禀赋异常者或有畸形,或有生理缺陷。

常见表现:过敏体质者常见哮喘、风团、咽痒、鼻塞、喷嚏等;患遗传性疾病者有垂直遗传、先天性、家族性特征;患胎传性疾病者具有母体影响胎儿个体生长发育及相关疾病的特征。

心理特征:随禀质不同情况各异。

发病倾向:过敏体质者易患哮喘、荨麻疹、花粉症及药物过敏等;遗传性疾病如血友病、先天愚型等;胎传性疾病如五迟(立迟、行迟、发迟、齿迟和语迟)、五软(头软、项软、手足软、肌肉软、口软)、解颅、胎惊等。

对外界环境适应能力:适应能力差,如过敏体质者对易致过敏季节适应能力差,易引发宿疾。

要明确地将体质分类还是有一定难度的,因为人的体质并非非此即彼,大多数混杂在一起,就好像我们判断一个人内向还是外向一样,不是泾渭分明的。但是有一点可以明确,通过上述介绍,初步了解自己的体质状况还是有可能的。

(二)各类体质养生要点

结合个人经验和文献资料,现将各种体质的养生要点总结如下:

1. 平和质

平和体质日常养生应采取中庸之道,吃得不要过饱,也不能过饥,冷热食物适度。平时多吃五谷杂粮、蔬菜瓜果,少食过于油腻及辛辣之物。运动上,年轻人可选择一些强度大的运动比如跑步、打球,老年人则适当散步、打太极拳等。这一类人群只要注意养护保持即可,属于较健康人群。

2. 气虚质

饮食调理:常用的补气的食物有小米、粳米、糯米、莜麦、扁豆、菜花、胡萝卜、香菇、豆腐、马铃薯、红薯、牛肉、兔肉、鸡肉、鸡蛋等。这些食物都有很好的健脾益气作用。少食具有耗气作用的食物,如槟榔、空心菜、生萝卜等。

药物调理:常用的补气药物有人参、黄芪、西洋参、太子参、党参、茯苓、白术、山药、灵芝、大枣等。平时也可适当服用一些有补气功效的中成药,如补中益气丸。

运动及自我调理:根据自己的体能,可选用一些传统的健身方法,如太极拳、太极剑等。不宜做大负荷运动和出大汗的运动,忌用猛力和长久憋气。平时可按摩足三里穴。

推荐食疗

(1)小米山药粥

原料:小米 100 克、山药 50 克。

做法:将小米洗净,山药洗净刮皮切成丁,加水同煮粥。

功效:补益心肾、健脾和胃。

适用人群:气虚质,脾肾两虚,出现食少乏力、面色萎黄、时有汗出、产后乳少等症。

(2)黄芪汽锅鸡块

原料:黄芪 15 克,鸡 1 只,葱、姜、蒜、盐适量。

做法:将黄芪洗净后,用纱布包好待用;把净膛鸡切块,用开水焯一下去血沫,捞出后放入汽锅内,然后将黄芪、葱姜蒜盐放入,大火烧开后改文火焖 3 个小时,直到肉烂,即可食用。

功效:健脾益气,养血安神。

适用人群:气虚质,心脾两虚或久病体虚,出现少气懒言、气短无力、食少腹泻等症。

3. 阳虚质

饮食调理:常用的补阳食物有羊肉、牛肉、猪肚、刀豆、核桃、栗子、茴香等,这些食物偏温热,可补五脏,尤其有补肾的作用,可强壮体质。在饮食习惯上,要注意即使在盛夏也不要过食寒凉之品。

药物调理：可选用鹿茸、海狗肾、冬虫夏草、肉苁蓉、补骨脂、杜仲、菟丝子、沙苑子、怀牛膝、芡实、覆盆子、仙茅、仙灵脾、丁香等。肾阳虚者，中成药可选用金匮肾气丸、全鹿丸等；脾阳虚弱，可选用理中丸或附子理中丸；脾肾两虚者可选用济生肾气丸等。

运动及自我调理：阳虚之体，适应寒暑变化的能力较差，在严冬，应避寒就温，采取相应的一些保健措施。在春夏季节，借自然界阳气培补阳气，亦可坚持做空气浴或日光浴等。宜住坐北朝南的房子，不要贪凉而室外露宿或在温差变化大的房子中睡眠，以免受风寒而患病。在运动方面，因体力较弱，可做一些舒缓柔和的运动，如散步、慢跑、太极拳、五禽戏、八段锦等。可经常灸足三里，多与别人交谈，平时多听一些激扬、高亢、豪迈的音乐。

推荐食疗

（1）当归生姜羊肉汤

原料：当归 20 克，生姜 30 克，羊肉 500 克，黄酒、食盐各适量。

做法：当归冲洗干净，用清水浸软，切片备用。羊肉放入开水锅中略烫，除去血水后捞出，切片备用。当归、生姜、羊肉放入砂锅中，加清水、黄酒、食盐，旺火烧沸后去浮沫，改用小火炖至羊肉熟烂即成。食用时拣去当归和生姜。

功效：温阳补血，祛寒止痛。

适用人群：阳虚质，产后血虚、腹中冷痛、寒疝腹痛以及虚劳不足等症。

（2）太子参鞭打猴头菇

原料：太子参 30 克，牛鞭 250 克，猴头菇 200 克，青红椒各

20克,盐、味精、料酒、葱、姜各适量。

做法:将太子参洗净,用开水泡好。牛鞭发好后,切成寸段,打上梳子花刀。将猴头菇放入碗内,加盐、料酒、味精,放入蒸笼内蒸20分钟,然后扣在盘内。青红椒切成菱形片,锅上油,约六成熟时,加入葱、姜、太子参、牛鞭、青红椒、盐、味精翻炒几下,上明油出勺,倒在猴头菇周围即成。

功效:补肾壮阳。

适用人群:阳虚质,肾阳虚,出现早衰、阳痿等症。

4. 阴虚质

饮食调养:多吃甘凉滋润的食物,比如瘦猪肉、鸭肉、龟、鳖、绿豆、冬瓜、芝麻、百合等。少食羊肉、狗肉、韭菜、辣椒、葱、蒜、葵花子等性温燥烈的食物。

药物调养:常用的甘凉滋润的中药如生地、枸杞、沙参、百合、女贞子等。常见的中成药是六味地黄丸。

运动及自我调理:阴虚者,畏热喜凉,冬寒易过,夏热难受。尤其要注意按"秋冬养阴"的原则进行调养,居住环境宜安静,选择坐南朝北的房子。其运动锻炼应重点调养肝肾之功,如可经常练太极拳、八段锦。中午保证一定的午休时间。避免熬夜、剧烈运动和在高温酷暑下工作。宜节制房事。

推荐食疗

(1)玉竹炖豆腐

原料:豆腐250克,玉竹30克,葱、姜、蒜、味精、食盐、蛋清、淀粉、油适量。

做法:将豆腐切成1.5厘米见方的块,上浆挂糊备用;玉竹洗净,浸泡3~4小时,水开后煮15分钟,取汁备用;锅烧热后把豆腐炸成焦黄色捞出,沥去油,锅内留少许底油,加入调味品和豆腐同炒,然后放入药汁,勾芡即可。

功效:滋阴润燥,生津止渴。

适应证:阴虚质,阴液亏虚,出现口干口渴、面色潮红等症。

（2）百合鸡子黄汤

原料:百合 7 枚,鸡子黄 1 枚,白糖适量。

做法:百合脱瓣,清水浸泡一宿,待白沫出,去其水。放入锅中,加清水,旺火烧沸后再改用小火煮约半个小时,然后加入鸡子黄搅匀,再沸,调以白糖(或冰糖)进食。

功效:滋阴润肺,清心安神。

适用人群:阴虚质,出现神情不宁、沉默少言、欲睡不能睡、欲行不能行、欲食不能食、似寒无寒、似热无热、口苦、尿黄等症。

5. 痰湿质

饮食调养:饮食以清淡为原则,少食肥肉及甜、黏、油腻的食物。可多食葱、蒜、海藻、海带、冬瓜、萝卜、金橘、芥末等食物。

药物调养:多吃健脾利湿的药物,如山药、薏米、大枣、芡实等。

运动及自我调理:平时多进行户外活动。衣着应透气散湿,经常晒太阳或进行日光浴。长期坚持运动锻炼。

推荐食疗

（1）珍珠薏米丸子

原料:瘦猪肉 200 克,薏米 150 克,盐、味精、蛋清、淀粉、白糖、油适量。

做法:将薏米洗净,将猪肉剁成馅,做成直径 2 厘米大小的丸子,裹上生薏米,放在笼屉或蒸锅内蒸 10~15 分钟,然后取出丸子,放调味品勾芡即可。

功效:健脾化湿,降脂轻身。

适用人群:痰湿质,出现脾虚湿盛、食少腹泻、四肢无力、头重如裹等症。

(2) 茯苓香菇玉笋

原料:玉笋 250 克,香菇 100 克,茯苓粉 10 克,盐、味精、高汤、水淀粉、香油适量。

做法:将香菇、玉笋切成丝,茯苓粉与水淀粉调和,当油约六七成热时,放入玉笋、香菇、高汤、味精、水淀粉,翻炒撒盐出锅。

功效:补中健脾,除湿利尿。

适用人群:痰湿质,出现脾虚湿盛、小便不利、嗜睡易困、眼泡浮肿、关节不利等症。

6. 湿热质

饮食调养:饮食宜清淡,多吃甘寒、甘平的食物如绿豆、空心菜、苋菜、芹菜、黄瓜、冬瓜、藕、西瓜等。少食辛温助热的食物,应戒除烟酒。

药物调养:常用的清热解毒祛湿的药物如荷叶、蒲公英、鱼腥草等。

运动及自我调理:不要熬夜,不要过于劳累。盛夏暑湿较重的季节,减少户外活动。适合做大强度、大运动量的锻炼,如中长跑、游泳、爬山、各种球类等。

推荐食疗

(1) 绿豆粥

原料:绿豆 50 克,薏米 30 克,杏仁 10 克,粳米 100 克。

做法:将绿豆、薏米、杏仁和粳米洗净后同放入锅中煮成粥,即可食用。

功效:清热利湿,宣通三焦。

适用人群:适用于湿热质,暑热暑湿所引起的身热面赤、胸闷脘痞、下利稀水、小便短赤、舌质红赤等症。

（2）车前马齿蛋花汤

原料:车前草 15 克,马齿苋 50 克,鸡蛋 1 个。

做法:车前草和马齿苋榨汁备用,锅中烧适量热水,烧开后打入鸡蛋,然后放入菜汁、盐、白糖搅拌均匀,出锅食用。

功效:清热祛湿解毒。

适用人群:湿热质,夏季暑湿、痢疾、水湿腹泻者。

7. 瘀血质

饮食调理:可常食佛手、黑木耳、桃仁、油菜、黑豆、藕、桃子、栗子等具有活血祛瘀作用的食物,酒可少量常饮,醋可多吃。

药物调养:可选用活血化瘀的中药,如红花、桃仁、丹参等。

运动及自我调理:多做有益于心脏血脉的活动,如太极拳、八段锦、长寿功、保健按摩术等,以全身各部都能活动、助气血运行为原则。血瘀体质在精神调养上,要培养乐观的情绪。精神愉快则气血和畅,营卫流通,有利于血瘀体质的改善。反之,苦闷、忧郁则可加重血瘀倾向。

推荐食疗

（1）山楂红糖汤

原料:山楂 10 枚,红糖适量。

做法:山楂冲洗干净,去核打碎,放入锅中,加清水煮约 20 分钟,调以红糖进食。

功效:活血散瘀,通经止痛。

适用人群:瘀血质,产妇恶露不尽、腹肿疼痛、产后儿枕痛者。

（2）姜汁藕片

原料:藕 300 克,生姜适量。

做法:生姜切末,加酱油、醋、味精调匀,藕切片焯水,捞出后与姜汁拌匀即可食用。

功效:散寒祛瘀,凉血解毒。

适用人群:瘀血质,女性月经不调、经少有块、满腹疼痛者。

8. 气郁质

饮食调理:可选用小麦、葱、蒜、海带、海藻、萝卜、金橘、山楂等具有行气、解郁、消食、醒神作用的食物。睡前避免饮茶、咖啡等提神醒脑的饮料。

药物调养:可选用疏肝理气的中药,如柴胡、枳壳、佛手等。中成药如加味逍遥丸。

运动及自我调理:尽量增加户外活动,可坚持较大运动量的锻炼,如跑步、登山、游泳等。另外,要多参加集体运动,解除自我封闭状态。多结交朋友,及时向朋友倾诉不良情绪。

推荐食疗

（1）白萝卜汁

原料:白萝卜 2000 克,冰糖适量。

做法:白萝卜洗净切碎,用洁净纱布绞取汁液,加冰糖溶化即可。

服法:每日 3 次,每次冷饮 40 克。

功效:宽中消食,清热凉血。

适用人群:气郁质,忧郁症,及气郁不舒所至的失眠、慢性胃痛、梅核气。

（2）干贝萝卜汤

原料:白萝卜 1 根(约 400 克),干贝 2~4 个,高汤 5 碗,陈酒、盐、白糖各适量,山慈菇粉少许。

做法:前一天晚上将干贝泡入水中,第二天早上洗净后用手撕开。白萝卜洗净、去皮,切成块或做成萝卜球。锅里放入高汤、白萝卜、干贝,用旺火煮开后改用文火煮20分钟,然后用陈酒、糖调味后再煮20分钟,待白萝卜变软后加入山慈菇粉,搅均匀后即成。

功效:滋阴益气,和胃调中。

适用人群:气郁质的乳腺增生、惊恐等病症。

9. 特禀质

生活中要加强身体锻炼,顺应四时变化,以适寒温。尽量避免接触致敏物质,如尘螨、花粉、油漆等。治疗以益气固表或凉血消风,以纠正过敏体质为法。对于先天性、遗传性疾病或生理缺陷,一般无特殊调治方法。或从亲代调治,防止疾病遗传。饮食上多吃补肾的坚果,如核桃、花生、开心果、板栗、松子等。

推荐食疗

（1）**拔丝莲子**

原料:莲子200克,白糖、油、清水、白糖、炒芝麻适量。

做法:将莲子用温水泡1个小时然后蒸熟,保持莲子表面的水分,撒上面粉,再撒上淀粉裹匀,取一盘子,抹上少许香油;坐锅点火倒入油,倒入莲子炸,迅速出锅;坐锅点火放少许清水、白糖,反复翻炒,出大泡并变小泡均匀时倒入莲子急速翻炒,出锅前撒上芝麻即可。

功效:补心安神,益肾固精。

（2）**莲子粥**

原料:大米100克,莲子50克,冰糖适量。

做法:洗净大米和莲子,同时下锅同煮成粥,成粥后加入冰糖佐餐食之。

功效：润肺安神，补益脾胃。

注意事项：多食易致腹胀，故消化不良、中满腹胀、大便燥结者不宜食。

三、肿瘤与养生

肿瘤患者养生尤其要重视"心养"

（一）肿瘤患者养生概述

肿瘤分良性和恶性，这里只讨论恶性肿瘤。通俗点讲，肿瘤产生的原因与体质、环境和生活方式有关，而体质、环境等因素通过个人努力改变的程度微乎其微，唯一可以自己掌控的就是生活方式，因此我们要重视生活方式的调节，养成良好的生活习惯，树立正确的养生理念，预防癌症的产生。患了恶性肿瘤之后更应注意养生，从而达到控制肿瘤进展、提高生存质量的目的。

（二）肿瘤患者如何养生

肿瘤患者需要进行科学、规范的中、西医治疗，在此基础上，肿瘤患者的养生主要从以下几方面着手：

1. 心养

恶性肿瘤威胁生命，发病后迅速扩散，常给患者造成较大的心理压力，导致情志紊乱，从而加重病情。心理治疗在提高生存质量、减轻痛苦、延长生命等方面都有明显的效果。良好的心理状态是恶性肿瘤治疗效果明显的重要条件。

恶劣情绪被称为是癌症的"催化剂"，患了恶性肿瘤后怎么

进行心理调节呢？可以从以下几点进行自我调整,笔者将之总结为"肿瘤病人五要":

第一要及时与朋友或病友交流,获得情感上的支持和认同,让自己更有信心地去面对恶性肿瘤。比如和知心朋友推心置腹,可以缓解大部分心理压力;还可以加入一些癌症康复协会,认识一些抗癌明星,增强战胜疾病的信心。

第二要承认现实。不要回避患恶性肿瘤的事实,正确看待人生的逆境,不要过高估计自己的能力,也不要把自己看成一文不值,认识到人生不如意之事随时有,现实有时是残酷的,只要积极地去面对它就可以,不要自怨自艾。

第三要转换视角。万事皆有利弊,有时换个角度看问题,结果就不一样了。发明家爱迪生,在研究了8000多种不适合做灯丝的材料后,有人问他:你已经失败了8000多次,还继续研究有什么用? 爱迪生说,我从来都没有失败过,相反,我发现了8000多种不适合做灯丝的材料。同样一个事实,换一个角度思考,问题就截然不同了。有时候,能从逆境中走出来也是一种成功,收获了一种人生经历,如果你整天沉浸在逆境的痛苦之中,那么你收获的也只有痛苦。

第四要适度宣泄。人生在世,难免遇到令人伤心、烦恼、怨恨、愤怒的事情。这时怎么办呢? 如果把不良情绪憋在心里,进行感情压抑和自我克制,往往会影响身体。相反,如果你采取另外一种态度,在不危害社会、不影响他人和家庭的情况下,适当地宣泄一下,把"气"放出来,是有利于心态调整,有益于身体的。

宣泄方法有很多:放声大哭,找知心朋友倾诉,在无人的旷野大声吼叫、引吭高歌、自言自语把不痛快的事说出来,或者用写日记的方式,对自己一吐衷肠。

第五要运用情绪转移的方式,或埋头工作,或欣赏音乐、戏

曲。我们把它总结为一念代万念，就是全身心地投入到一件你自己爱好的与健康不相干的事情上。也可以静心地做做本书推荐的养心操。

我再说说"肿瘤病人三不要"：

第一不要被自己吓着。很多患者喜欢自己研究疾病，乱看书。一些肿瘤的专业书籍是供专业人员参阅的，把所有的症状及并发症写得很全面，还有死亡病例讨论、药物的毒副作用等，病人看这类书时极易联想到自己。还有人听信小报传闻，虚假广告，搞得自己魂飞魄散，耗心耗财却毫无收获。

第二不要被旁人吓着。许多人听信邻居、朋友的抗癌成功或失败的经验，盲目接受，拒绝科学客观的理念，这是不可取的。

第三不要被专业人士吓着。与专业人士交流的时候，有时因告知需要，会全面地介绍各种并发症和可能的预后情况，但是各种并发症发生的概率是不一致的，患者因为专业知识的缺乏，有时会断章取义，诚惶诚恐，把可能的预后当成即将发生的事件。

2. 食养

中医学在长期的发展过程中，形成了自己独特的理论，认识到食物具有阴阳属性和一定的补泻功效。食疗膳食中的许多食品是药品的一部分，有一定的临床疗效。

恶性肿瘤患者可以使用本书推荐的万全饮食调控法，举例如下：

（1）薏米粥

材料：薏米 50 克，玫瑰花 5~10 克，薏米适量。

做法：开水泡玫瑰花 15 分钟，泡出汁液 200 毫升，用玫瑰花汁液煮薏米 20~30 分钟。

服法：每日 1 次。

适用人群：普通肿瘤患者，尤其适合合并焦虑抑郁情绪者。

（2）山药粥

材料：山药 50 克，合欢花 5~10 克，薏米适量。

做法：开水泡合欢花 15 分钟，泡出汁液 200 毫升，用合欢花汁液煮薏米 20~30 分钟。

服法：每日 1 次。

适用人群：普通肿瘤患者，尤其适合合并情绪烦躁失眠者。

有一个问题大家都很关心，那就是忌口问题。我们提出一个简单的忌口三原则：

战略上重视，战术上藐视；

蔬菜为主，荤菜为辅；

不新鲜的食物忌食，温热性食物少食。

战略上重视，战术上藐视：适当的饮食禁忌是必要的，饮食上要吃营养丰富、易消化吸收的食物，但忌口不宜太严，食物的选择面不宜太窄。汉代张仲景《金匮要略》云："所食之味，有与病相宜，有与身为害。若得宜则益体，害则成疾，以此致危，例皆难疗。"又云："凡饮食滋味，以养于生，食之有妨，反能为害。"意思是说，食物需与疾病治疗相适宜，反之，则可导致疾病的复发或使病情加重。这是中医食疗和忌口的理论依据，食疗的精髓是辨证食疗，但是不能因为这个依据存在就整天担惊受怕，因为食物的性味和自己体质不详，就什么也不敢吃，患得患失，思想负担很重，这样反而不利于肿瘤患者的康复。

蔬菜为主，荤菜为辅：这一点基本上可以参考本书万全饮食调控法，就不多说了。

不新鲜的食物忌食，温热性食物少食：一般情况下，新鲜的食物营养丰富，对健康的不利影响较少。许多饮食习惯问题，比如腌制品（咸菜、咸鱼、咸肉、腊肉、酸菜都属于腌制品）作为食品，健康人群少量吃点是可以的。但是如果长期食用，则对身体的危害较大。因为腌制品含有大量亚硝酸盐，这也是致癌因素,同时由于腌制品的生产方法限制,一般还会含有过量的铅、砷、镉、汞等重金属,以及三甲胺氮、硫化物等超标。并且腌制品不含维生素 C 等人体需要的营养物质,因此,我们提出恶性肿瘤患者忌食不新鲜的食物。

"温热性的食物少食"的"温热"是指中医药理论中的寒热性质,并非温度上的温热。肿瘤是因为气滞血瘀、痰凝湿聚所致,邪结日久易化热;同时许多肿瘤的现代治疗手段如化疗、放疗和热疗,在中医理论中解释,都属于温、热性质,因此,我们提出温热性的食物少食。

3. 术养

恶性肿瘤患者需要注意四季起居调摄,还有必要进行相应的有氧运动,比如太极拳等,练形更要练心,要遵循意念运动法的原则。这些内容可见本书四季养生、意念运动法的论述。

4. 药养

规范药物治疗的基础上,根据肿瘤"虚毒致癌"的病机,在病情稳定的情况下,整体调节肿瘤患者的免疫功能是必需的,具体可以通过"膏方""药丸"进行药物调养。

四、药饵与养生

(一)膏方养生

1. 膏方概述

膏方,又叫膏剂,是以补为主的一种剂型,属于中医里丸、散、膏、丹、酒、露、汤、锭八种剂型之一。膏方一般由 20 味左右的中药组成,具有较好的滋补作用。自然界有春生、夏长、秋收、冬藏的规律,根据被调理者体质和慢性病情况开具膏方,可以有效地调节人体的阴阳平衡。

膏方历史悠久,起于汉代,在《黄帝内经》中就有关于膏剂的记载,如马膏,主要供外用,东汉张仲景《金匮要略》记载的"大乌头膏"、"猪膏发煎"是内服膏剂的最早记载。

唐代《千金方》中个别"煎"已与现代膏方大体一致,如苏子煎,王焘《外台秘要》有"煎方六首"。

宋朝的膏方逐渐代替"煎"剂,基本沿袭唐代风格,临床用途日趋广泛,如南宋《洪氏集验方》收载的琼玉膏,沿用至今,其膏方中含有动物类药的习惯也流传下来。另外如《圣济总录》栝蒌根膏,兼有治病和滋养的作用,这种处方理念值得当代学习运用。

明清膏方更趋完善和成熟,主要表现为膏方的命名正规、制作规范,膏专指滋补类方剂,方剂数量明显增加,临床运用更加广泛。

明朝膏方即广为各类方书记载,组成多简单,流传至今的膏方有洪基《摄生总要》"龟鹿二仙膏"、龚廷贤《寿世保元》"茯苓膏"以及张景岳的"两仪膏"等。

清代膏方不仅在民间流传,宫廷中亦广泛使用,如《慈禧光绪医方议》有内服膏滋方近30首。晚清时膏方组成逐渐复杂,如张聿青《膏方》中膏方用药往往达二、三十味,甚至更多,收膏时常选加阿胶、鹿角胶等,并强调辨证施治。

现代的膏方一般由20余味的中药组成,属大方、复方范畴,因制剂技术提高和储存条件改善,相对而言服用时间较长,因此,制定膏方更应注重针对性,也就是更应该注意患者的疾病性质和体质类型。

组方时尤应注意如下几个方面。

(1)重视脉案书写,辨证立法。切忌"头痛医头,脚痛医脚",用这种方法开出来的膏方,既无理、法、方、药的内容,又无君、臣、佐、使的规律,膏方杂乱无章,患者服后,往往弊多利少。

（2）注重体质差异，辨证用药。选方用药因人而异，需详细分析，根据具体情况，制订不同的治疗计划。

（3）调畅气血阴阳，以平为期。利用药物的偏胜之性，来纠正人体阴阳气血的不平衡，以求"阴平阳秘，精神乃治"，这是中医养生和治病的基本思想，也是制订膏方的基本原则——平衡。

（4）斡旋脾胃升降，以喜为补。清代著名医家叶天士曾谓"食物自适者即胃喜为补"，为临床药物治疗及食物调养的重要法则，同样适合于膏方的制订。口服膏方后，胃中舒服，能消化吸收，方可达到补益的目的，因此制订膏方，总宜佐以运脾健胃之品，中医习惯在服用膏方进补前，服一些开路药，或祛除外邪，或消除宿滞，或健运脾胃，处处照顾脾胃的运化功能。

（5）治补相兼，动静结合。在用膏方进补期间，既不能一味呆补，又不宜孟浪攻泻，而常取治补兼施、动静相合的方法，药物的四气五味对疾病会有不同程度的影响，因此制定膏方时，更要思考全面。因此有这样的说法：开一般处方易，制订膏方难。

小知识

膏方的学问

基本原则：辨证施膏不可忽视

开膏方不可以忽视辨证论治，膏方不仅是滋补强壮的药品，更是治疗慢性疾患的最佳剂型。所以制方之时，应明察调理者阴阳气血之偏胜，而用药物之偏胜来纠正，以求"阴平阳秘，精神乃治"。故膏方之制订，以"平"为期，切莫迎合患者调理喜补心理，一律投以野山参、鹿茸之类，补法不过临证八法之一。膏方服用时间相对较长，处方时需权衡利弊，考虑周全，切不可仓促处方。

　　一般来说,求治者很多为中老年人,脏器渐衰,气血运行不畅,而呈虚实夹杂的病理状态。如果一味投补,补其有余,实其所实,往往会适得其反。清代名医徐灵胎《慎疾刍言》有"盖老年气血不甚流利,岂堪补住其邪,以与气血为难"之语。所以制订膏方,既要考虑"形不足者,温之以气,精不足者,补之以味",更要针对中老年人气血不和之病理机制,以"阴阳平衡"为目标。临床中即使虚象十分明显的老年人也不宜滥补,因补品性多粘腻,纯补峻补,往往会壅滞气血,反而有害,可以将补药与活血调气药相配伍,动静结合,补而不滞,既能消除补药弊端,又能达到治疗目的。

膏方适应证:

膏方的适用对象主要有以下几种:

（1）**慢性疾病致全身虚弱,**如慢性支气管炎、慢性阻塞性肺气肿、支气管哮喘、高血压、冠心病、高脂血症、糖尿病、慢性胃炎、慢性泌尿系统感染,贫血,类风湿性关节炎、颈腰椎病、男子性功能障碍、女子月经不调、不孕症、皮肤色斑等的患者。

（2）**康复患者,**如各类肿瘤患者手术后、放化疗后、出血后,大病重病后或产后身体虚弱的人等。

（3）**亚健康状态者,**包括平时无慢性疾病,而容易感冒,长期劳累或压力负担过重而致身体虚弱的人、中老年人、体力不支、精力不够等难以胜任紧张工作的人。

（4）**体质偏颇明显,要求增强体质者。**

膏方的误区

（1）服用膏方就是服用补药:有观点认为,冬令进补就是"补",膏方离不开人参、鹿茸等,膏方就是滋补品、保健品。这观点是没有正确理解进补的内涵和膏方的作用。冬令进补是中医"天人合一"思想的具体运用,但"补"应理解为"祛多余、补不足",寓"固本清源"之义。

（2）越贵的膏方就越补:有人认为膏方"越贵越补",故开方时多有野人参、冬虫夏草、鹿茸、燕窝等贵重药材。膏方要有疗效,辨证是否精当才是关键,药不对证,将越补越壅,不仅浪费资源,也会贻误治疗时机,加重病情。

（3）服用量越大效果越好:有人常为求速效,每天服用几次,半个月内服完一料常规膏滋,希望毕其功于一役,结果往往适得其反。很可能会出现消化不良、胃肠功能紊乱、口腔黏膜溃疡和失眠等病情。

（4）一料膏方全家服用:膏方应根据患者的年龄、体质和病情辨证施膏,各人群药物的组成是有区别的,一般来说,治疗性膏方是个体化的,不可以全家混用。

（5）膏方一开始服用就不能停:膏方调理是有疗程,但是也不是一开始服用就不能停止的,比如出现急性胃肠功能紊乱、呼吸道感染、发热等外邪侵犯人体时,是需要停用与病情不符合的膏方的。

（6）每年服用同样的膏方:人的体质和身体状况会改变,膏方要根据当时具体情况调整。

膏方调理的注意事项

（1）服用方法:膏滋方可每天清晨空腹和晚上就寝前各服1次,或只在每晚就寝前服1次;每次服1汤匙,用开水冲服,如膏质稠黏难化,也可用碗、杯隔水炖化后服用。服膏期间,如遇感冒、腹泻和发热等情况,应暂停服用,待上述急性疾病治愈后再接着服用。

（2）注意饮食宜忌:一般服用膏滋药时应忌萝卜、红茶、绿茶。阳虚便溏畏寒者,忌食生冷;阴虚、便秘、潮热者,忌辛辣、油炸等刺激性食品。

（3）减少不必要的担忧:有些病人担心自己的疾病不能服

用膏方,比如糖尿病病人,担心滋补和糖分会影响血糖的控制,其实只要近期病情稳定,通过调整收膏剂和调味剂,就不用过多担忧。有些肿瘤患者担心调补会加重疾病,导致复发,这也是没有依据的,只要辨证准确,明确"虚"与"毒"的轻重,权衡利弊,是可以使用的。当然,有些疾病不能服用膏方,比如疾病变化迅速就不适合膏方,病症短期内变化较大或外邪侵袭时,还是适于选择灵活性较高的汤剂治疗。

(4)有时需要服用开路方:要想膏方疗效好,影响因素很多,选择正确的"开路方"与膏方疗效密切相关。所谓开路方,就是在进补前半月先调理好脾胃,以便"开路"进补,使脾胃消化吸收功能正常化,以提高膏方疗效。一般说来,应该去将要为你开膏方的医生处服用开路方中药,这样会更加对路。

2. 四季膏方调理实践

"四季膏方"理念

膏方是调整机体阴阳平衡的剂型之一,虽为以补为主的剂型,秋冬季服用较多,但是随着制剂技术的提高和储存条件的改善,在其他季节,通过辨证论治药物调整和收膏剂的选择,也是可以使用的。因此膏方的使用需要突破"唯补"论,可以四季用于慢性疾病的调理,有服用方便和口味较好的优点。

"随时为病、随病制方"理念

古代医家据此提出"随时为病、随病制方"的治疗思想。如金元医家李杲在《脾胃论·脾胃将理法》中提出:"春时有疾,于所用药内加清凉风药,夏月有疾加大寒之药,秋月有疾加温气之药,冬月有疾加大热药,是不绝生化之源也。"说明春天多风邪为患,须在方中加入祛风药,如荆芥、薄荷、菊花、桑叶之类;夏天有病多热疾,须加适量的寒凉药,如黄连、黄芩、石膏、知母之类;秋天有病多燥邪,宜加入温润气分药,如杏仁、紫苏叶、桔梗、沙参之类;冬天有病多寒邪,宜加入一些温热药,如附子、干姜之属。注意用药与四时相应,以适应气候温、热、寒、凉的规律,不绝生化之源。受这种思想的影响,结合各个季节的易发病证,则可以在不同的时令,根据病情及气候,采用相应的四时用药法,随证应变,亦可以用膏方的形式来治病及防病。

上海名医秦伯未在《膏方大全》中说:"膏方非单纯补剂,乃包含救偏却病之义。"治疗性膏方讲究的是以中医辨证论治为基础,以临床为中心,以疗效为标准,一人一方,因人而异,因病而异,因时而不同,在运用膏方治疗疾病时,要顾及治疗疾病与体质、四季阴阳变化等多方面的因素,所以即使在夏天,也可以服用适合夏天的膏方进行治疗疾病。

治疗慢性疾病的膏方,可视患者病情的需要,严格掌握膏方的使用方法,关键是处方和服药时间的制定,根据时令的特点,随季节处方,所以一年四季都可以服用膏方来治疗疾病。

"四季可用,治疗为上"的理念

各类慢性病和体质偏弱的患者情况均可以运用"四季膏方,治疗为上"的理论指导膏方治疗,需要注意的是,在辨证辨病时应根据疾病和体质分类、季节因素等综合分析,这样疗效会更好。如春夏膏方的组方时,要结合清热与滋阴,疏风与潜阳,芳香燥湿与益气,通补兼施,升降并调,以达到阴平阳秘、调和阴阳的目的。"四季可用、治疗为上"的理论和方法值得推广运用,以充分发挥膏方在治疗疾病、强身健体、提高生活质量等领域的地位和作用。

(二) 药丸养生

1. 药丸概述

药丸是把药物研成细末,用蜜或水或药汁等拌和,制成圆球形的大小不等的药丸。它服用和携带便利,吸收较缓慢,药力较持久。

临床上,如药物不耐高热,或者虽溶于水但容易挥发,或者毒性较剧烈,多适合做成药丸。

丸剂常用于慢性病,尤其是攻磨症积。但也有可用于急证的丸剂,平时制成保存,随时用水化开服用或以水送服。

相关历史记载有《史记·扁鹊仓公列传》:"即令更服丸药,出入六日,病已。"明朝郎瑛著的《七修类稿·国事八·散粥施药》:"朝廷每岁一月,日散粥米二百石,丸药六千囊。"

《晋书·陈寿传》:"〔寿〕遭父丧,有疾,使婢丸药。"

2. 简易药丸调理实践

盲目服用"药丸"对健康不一定有利

服用药丸是当今社会较常见的现象,一些被列为"药丸族"的人,每天大把大把地吞食各种"药丸",以补充身体所需的维生素、矿物质等多种微量元素。早餐是维生素咀嚼片和蔬菜精片,晚饭则是矿物质片,中间还要"加餐",钙镁片、铁质片、螺旋藻、胶原蛋白、深海鱼油等,被认为有美容功效的保健品更被当成了"零食"。

简易药丸调理两大功能

简易药丸调理养生和"药丸族"是有本质区别的。最本质的区别就是简易药丸养生要根据每个人的具体情况辨证施治,具体分两大类:其一是强身健体,增强体质,其二是慢性病调理。

说起增强体质,有必要说一个历史典故。

在明朝,有一位名医叫缪希雍,江苏常熟人,是一位自学成才的中医大家。自己在家看了十年的书以后,又在外面游历了十年,求访各处的高人,切磋医术,采集各种药方。他勤学勤问,搜集了很多民间验方,学识非常丰富,他写过很多书,其中有一本是《神农本草经疏》。

他游历到南京的时候,碰到了另外一位叫王肯堂的医学家。缪希雍和王肯堂都是中医历史上有名的人物,两个人在一起聊天的时候,王肯堂注意到缪希雍有一个习惯,总是从袖子里拿出一样东西,放进嘴里咀嚼,王肯堂奇怪:这人偷着吃的是什么好东西? 就忍不住问了他。

言谈中王肯堂知道缪希雍是个自幼父母双亡的孤儿,以前体质很差,现在身体很好,原来是靠这东西把身体调理好的。

缪希雍说,他在游历中得到的一个秘方,叫资生丸,是调理脾胃功能的,容易饥饿的人,服用了它就会感觉不饥饿了,吃饱了腹胀的人,服用了它,就会很快地消除腹胀。他把这个方子写给了王肯堂,王肯堂也认可。

后来一次,王肯堂与朋友饮酒,饮食过多后腹胀,就试验一下资生丸的功效,服用了两丸,消食效果非常好。之后王肯堂就把这个方子作为父亲晚年的保健用药。王肯堂的父亲高龄,"年高脾弱,食少痰多",晚年的保养,基本上就靠着这个资生丸。王肯堂的父亲活到了九十多岁,从这点来看这个秘方还不错。

我们来看看资生丸的原始处方:

白术3两(米泔水浸,用山黄土拌,九蒸晒,去土,切片,焙干),橘皮2两,山楂2两(蒸),神曲2两(炒),白茯苓1两5钱(人乳拌,饭上蒸,晒干),人参3两(人乳浸透,饭锅上蒸透),白豆蔻5钱(微炒),扁豆1两(炒),莲肉1两(去心,炒),山药1两半(炒),芡实1两半(炒),薏苡仁2两(炒)。处方摘自《医学摘粹·杂证要法》卷二。

临床上本丸的使用范围还是比较广的,是一首补中寓通的处方。

我在临证养生调理时,结合现代人精神压力较大的情况,在本方基础加上平和的疏肝理气和清心安神的药物,制成"食疗资生丸"疗效也不错。

当然临床药丸调理的核心理念是辨证论治,在各类慢性病的病情基本控制,或者有些结节类疾病、脱发白发增多类疾病需要较长时间调理时,可以考虑使用药丸,这种治疗剂型携带方便,口感较好,比较符合现代人快节奏的生活方式。

(三) 汤剂养生

1. 汤剂概述

汤剂,是中医临床最常用的剂型,指将药物用浸泡或煎煮去渣取汁的方法制成的液体剂型。是我国应用最早、最广泛的一种剂型,适应中医的辨证施治、随症加减的原则。它具有制备简单易行、吸收快、能迅速发挥药效和疗程灵活的优点。

但是汤剂有几个缺点,

(1) 汤剂一般需要自行煎煮,耗时耗力,许多人不愿意做这件事。

(2) 汤剂可以由相关机构代煎,但是很多地方煎药流程不规范,监管不到位,导致汤剂质量良莠不齐,影响疗效。

(3) 汤剂每日服用量大约 150 毫升,口感偏差。

2. 古法煎药调理实践

古法煎药的历史

汤剂是最能反映中医整体观念与辨证论治特色的剂型,汤剂的发明要追溯到商代,是商初宰相伊尹所发明的。他创立的"五味调和说""火候论""治大国若烹小鲜",通过食物中五味调和的方法来论述国家政事,辅佐汤夺取天下,他也是五谷酿酒法和医食同源的创始人,《资治通鉴》称伊尹"悯生民之疾苦,作汤液本草"。历代医家对煎药极为重视,明朝李时珍认为:"化服汤药,虽品物专精修治如法,而煎药者鲁莽造次,水火不良,火候失度,则药亦无功。"可见汤剂制备的合理与否对其功效至关重要,是临床专家良方奇效的重要保证。

煎药器皿

梁代陶弘景说："温汤勿用铁器。"李时珍说："煎药并忌铜铁器,宜银器瓦罐。"因为铜铁器能与许多中草药复杂的有效成分发生化学变化,一般以陶器、砂锅最佳。

要保存传统中医药的精髓,选用砂锅煎药比较合适,因为砂锅受热均匀,传热缓慢,煎出的药液有性质稳定的优势。

煎药用水

汉代张仲景《伤寒论》中用来煎煮中药的溶媒有很多,如水(包括雨水、露水、雪水、东流水、逆流水、井水、温汤、阴阳水等)、清酒、苦酒等,不同的煎药溶媒因其性质各异,具有不同的功效,选用是否合理对汤剂疗效的发挥具有一定影响。各种溶媒中有一种"甘澜水",《伤寒论》中具体做法是取水二斗,置大盆内,以杓扬之,水上有珠子五六千颗相逐,取用之。即把水放在盆内,用瓢将水扬起来、倒下去,反复多次,直至看到水面上有无数水珠滚来滚去便可用来煎药。医家多取"甘澜水"补助肾气以用。《伤寒论》中的茯苓桂枝甘草大枣汤方,用于治疗太阳病伤寒发汗后,心阳虚引动水饮之上逆,患者脐下跳动作悸,欲作奔豚病。此时煎以甘澜水,扬之无力,取不助肾气。

煎药时间

齐梁间著名医药学家陶弘景就已经提出了一个近似标准的汤剂煎煮时间方案："凡煮汤,欲微火,令小沸。其水数依方多少,大略二十两药,用水一斗,煮取四升,以此为准。然则利汤欲生,少水而多取;补汤欲熟,多水而少取。好详视之,不得令水多少。"一般药物按当时的度量衡每二十两药物加水一斗的比例,煮至水剩四升时,说明药物已经煎好,但是发汗、涌吐、泻下等方剂应该用较少量的水,煮较短的时间,而补益方剂需要大量的水煎煮较长的时间。北宋的《太平圣惠方》进一步强调要严格按照方书记载的水量煎药:"凡煮汤……其水数依方多少,不得参差。"此种标准历代相沿。李时珍指出:"陶氏所说,乃古法也。今之小小汤剂,每一两用水二瓯为准,多则加,少则减之。如剂多水少,则药味不出;剂少水多,又煎耗药力也。"

特殊煎药

(1)先煎可减毒增效,如生半夏、生草乌、生附子、马钱子等;另外矿物、贝壳类等坚硬的药材如生石膏、生牡蛎、磁石、代赭石、生龙骨、龟板、鳖甲、珍珠母、瓦楞子、生石决明、生赭石等,应先煎煮15~20分钟,这样才能煎出有效成分。

(2)对含淀粉较多的药材如茯苓、麦仁、焦神曲等应采取先煎去渣。

(3)若方剂中的含挥发性成分的药材,如:薄荷、藿香、麻黄、木香、细辛、银花、豆蔻、泽泻、青蒿、紫苏叶、沉香、佩兰叶等,不宜煎煮过久,应采用后下。

(4)包煎:方剂中含黏性成分的药材,会影响其他药材出汁;带绒毛、芒刺及粉末状的药材,煎煮稠浑,病人难以服用,此时应采用布包煎,如:车前子、赤石脂、旋覆花、六一散、滑石、青黛、葶苈子等。

(5)烊化:阿胶、龟胶、鹿胶、蜂蜜、饴糖等。

(6)冲服:牛黄、麝香、羚羊角粉、沉香末、肉桂末、田三七、生藕汁、梨汁等。

在汤剂煎煮过程中,加水量、煮取量及其之间的关系、煎药时间也都是根据病情选择的。

如今对药材质量和医生处方的质量控制相对容易,而煎药过程往往被忽视,中药的疗效是一个系统工程,一个环节忽视,也会功亏一篑。临床中,由于条件有限,经常建议患者自己煎药,但是如果专业人士拥有浓厚的中医药情怀,遵循古法煎药,那么中医的临床疗效会有提升,疗程可以缩短,将得到更多患者的信任。

（四）外治与养生

1. 外治法概述

外治法有广义和狭义之分

中医外治是疗效独特、作用迅速、历史悠久，具有简、便、廉、验之特点，包括针灸、按摩、熏洗、针刀、敷贴、膏药、脐疗、足疗、耳穴疗法、物理疗法等百余种方法。治疗范围遍及内、外、妇、儿、骨伤、皮肤、五官、肛肠等科，与内治法相比，具有"殊途同归、异曲同工"之妙，对"不肯服药之人，不能服药之症"，尤其对危重病症，更能显示出其治疗之独特，故有"良丁不废外治"之说。

《中医大辞典》的定义为："泛指除口服药物以外施于体表或从体外进行治疗的方法。"此表述界定了中医外治法包括除口服药物以外的所有治法，学界也有人认为外治的概念分为广义外治和狭义外治，广义外治泛指除口服及单纯注射给药以外施于体表皮肤（黏膜）或从体外进行治疗的方法，包括音乐疗法、体育疗法等在内。狭义外治则指用药物、手法或器械施于体表皮肤（黏膜）或从体外进行治疗的方法。现在一般意义上理解的外治为狭义外治法，中医和现代医学都有外治法，所以中医外治的一般概念应为在中医学理论指导下的狭义外治活动或者是可为中医治疗过程所用的狭义外治活动。

中医外治的特点

（1）中医外治的前提是必须遵循中医学基本原理，或者可为遵循中医学基本原理的科研或医疗活动所用。比如声、光、电、磁等新材料、新技术、新方法也属于中医外治研究的范围。

（2）脏腑经络学说是中医外治的理论基础，不能离开中医理论谈中医外治。

（3）中医外治大多涉及剂型和器械,因此中医外治与现代医学、药物制剂学、生物医学工程等学科多有交叉,这些学科的进展往往给中医外治的发展带来突破,这种学科交叉是中医外治获得新的生命力的重要来源。

（4）中医外治的方法主要可分为整体治疗（如导引、体育疗法和音乐疗法等）、皮肤黏膜治疗、经络腧穴治疗和中医手术手法治疗等四大类。

（5）使药物有效透过皮肤屏障进入体内产生作用是外治产效的关键。其主要促透途径有三条:

1）对药物性状进行改变,使药物和皮肤具有较高亲和力,以利于药物吸收。可将药物溶于适当的有机溶剂如酒（乙醇）、醋（乙酸）、食用油（脂、酯）等以利于药物的吸收

2）物理促透:现在常用的物理促透方法有离子导入、激光微孔、超声波导入等,日常生活中的加热、拔罐等方法也可通过改变皮肤特性而促进药物吸收。

3）化学促透:用化学手段对药物性状进行改变,现在以氮酮、萜类的应用最为广泛。

2. 中药外治调理实践

（1）导引和体育疗法:手指养心操、颈椎操、腰椎操和意念运动法等。

（2）穴位贴敷:冬病夏治穴位贴、夏病冬防穴位贴、关节疼痛穴位贴和痛经贴等。

（3）外用香袋:防蚊香袋和防感冒香袋。

（4）药枕:颈椎病预防治疗药枕和清心保健养生枕。

（5）中药外洗:痔疮外洗方和儿童防感冒足浴方。

（6）针灸:一针疗法治疗肩周炎、腰痛、呃逆和胃脘痛。

（7）耳穴:颈椎病耳穴贴压磁珠、失眠耳穴贴压磁珠。

五、药膳与养生

（一）虚证养生调理药膳

1. 气虚证养生药膳

气虚是指气的推动、温煦、防御、固摄和气化功能的减退，从而导致机体的某些功能活动低下或衰退，抗病能力下降等衰弱现象。一般包括元气、宗气、卫气的虚损，主要是元气虚损，人的生命活动从根本上讲就是元气升降出入的运动；元气不足会造成疲乏无力、腰膝酸软、语声低懒微言、胸闷气短、精神不振、头晕目眩、失眠健忘、食欲减退等诸多不适。

气虚证的主症为身体虚弱、面色苍白、呼吸短促、四肢乏力、头晕、动则汗出、语声低微等。

气虚多由先天禀赋不足，或后天失养，或劳伤过度而耗损，或久病不复，或肺、脾、肾等脏腑功能减退，气的生化不足等所致。

补气药膳推荐：

（1）参芪粥

【原料】党参 10 克，炙黄芪 10 克，茯苓 20 克，粳米 100 克。

【制作】将黄芪、党参切片，用清水浸泡 30 分钟，水煮 20 分钟，米和茯苓洗净煮粥，粥将成时加入黄芪、党参煮出的汤液，稍煮片刻即可。

【服法】以上剂量为一天量，早晚分食，服时酌加白糖。

【功效】补益正气。

（2）山药鲫鱼汤

【原料】鲫鱼 500 克，山药 50 克，糯米 10 克，调料适量。

【制作】鲫鱼去鳞、鳃、内脏，洗净，加少许精盐稍腌一会儿；山药去皮，洗净，切成片。锅置于旺火上，倒入油烧热，放入鲫鱼两面煎一下,加入料酒,加高汤、山药煮熟,撒调料即可。

【服法】以上剂量为一天量,连服数次。

【功效】益气健脾,滋养胃阴。

2. 血虚证养生药膳

血虚证指体内阴血亏损的病理现象。由于气与血有密切关系,故血虚每易引起气虚,而气虚不能化生血液,又为形成血虚的一个因素。

血虚证的主症分为两方面。其一是脏腑失于濡养:面色苍白,唇色爪甲淡白无华,头晕目眩,肢体麻木,筋脉拘挛,心悸怔忡,失眠多梦,皮肤干燥,头发枯焦,以及大便燥结,小便不利等;其二是血不载气:少气懒言、语言低微、疲倦乏力、气短自汗等气虚症状。

血虚通常由失血过多,饮食不节和慢性消耗等造成。

补血药膳推荐:

(1) 当归羊肉羹

【原料】当归 10 克,黄芪 10 克,羊肉 500 克,葱、生姜、料酒各适量。

【制作】羊肉洗净,当归、黄芪装入纱布袋内,扎好口,与葱、姜、盐、料酒一起放入锅,加水适量。置武火上烧沸,再用文火煨炖,直至羊肉熟烂即成。

【服法】吃肉,喝汤。早晚各食 1 次。

【功效】养血补虚,气血双补。

(2) 糯米阿胶粥

【原料】阿胶 20 克,糯米 50 克。

【制作】先用糯米煮粥,待粥将熟时,放入捣碎的阿胶,边煮边搅匀,稍煮二三沸即可。

【服法】早晨空腹食用。

【功效】养血补虚。

3. 阴虚证养生药膳

阴虚证指精血或津液亏损的病理现象。因精血和津液都属阴,故称阴虚,多见于劳损久病或热病之后而致阴液内耗的患者。由于阴虚不能制火,火炽则灼伤阴液而更虚,两者常互相影响。

阴虚主症为五心烦热或午后潮热、盗汗、颧红、消瘦、舌红少苔等。

阴虚多由热病之后或杂病日久伤耗阴液、五志过极、房事不节或过服温燥之品等使阴液暗耗而阴液亏少,机体失去濡润滋养,同时由于阴不制阳,则阳热之气相对偏旺而生内热。

补阴药膳推荐:

（1）石斛老鸭煲

【原料】石斛 10 克,老鸭 1 只,火腿片、调料适量。

【制作】石斛用开水浸泡 10 分钟。老鸭切成块,然后过沸水,将焯过水的老鸭块加入盐、生姜块、火腿片、加饭酒、水,炖 20 分钟,与高汤及泡好的石斛一同装入炖盅里,放进蒸箱蒸 40 分钟后,调味即可。

【服法】晚餐时食用。

【功效】益气养阴,健脾利水。

（2）鳖鱼骨髓汤

【原料】鳖鱼 1 只（去内脏）,猪脊髓 150 克,生姜 3 片。

【制作】加水共煲至烂熟,加盐调味服食。

【服法】晚餐时食用。

【功效】益肾养阴。

4. 阳虚证养生药膳

阳虚指阳气不足或功能衰退的证候。

阳虚证的主症为畏寒怕冷,四肢不温,完谷不化,精神不振,舌淡而胖,或有齿痕,脉象沉细。

其病因为素体阳气虚弱;或外感阴寒之邪,阳气受损;或年老阳衰;或房室过度,损伤肾阳。

补阳药膳推荐:

(1)桂圆鸡蛋汤

【原料】鲜桂圆肉 50 克(干桂圆肉 25 克),鸡蛋 2 个,干红枣 20 个,红糖适量。

【制作】红枣、桂圆肉洗净,加水适量煮至红枣熟烂,将鸡蛋打散冲入汤内稍煮,加红糖,当甜品服用。

【服法】睡前食用。

【功效】温阳补气,养心益智。

(2)萸肉苁蓉羊肉汤

【功效】羊肉 600 克,山萸肉 20 克,肉苁蓉 20 克,龙眼肉 20 克,生姜、调味料适量。

【制作】将羊肉切块放入滚水中煮 5 分钟,捞起洗净后放入瓦煲中,煲至水滚,放入山萸肉、肉苁蓉、龙眼肉和姜片,用中火煲 2~3 小时,加入细盐调味即可服用。

【服法】晚餐时食用。

【原料】补肾温阳,强壮身体。

(二)亚健康状态养生调理药膳

1. 消化不良

(1)蒲砂茶

原料:蒲公英 5 克,橘皮 3 克,砂仁 3 克,绿茶 3 克。

用法:用 300 毫升开水冲泡 10 分钟即可,冲饮至味淡。

功能:清热化湿,理气和胃。

(2)苍芍茶

原料:苍术 5 克,白芍 3 克,红茶 3 克。

用法:用 300 毫升开水冲泡后饮用,冲饮至味淡。

功能:健脾除湿。

（3）苓术茶

原料:白茯苓 5 克,白术 3 克,白芍 3 克,乌龙茶 3 克。

用法:用上述中药的煎煮液 300 毫升,冲泡乌龙茶后饮用。也可直接冲饮。

功能:健脾胃,益气血。

（4）双梗茶

原料:紫苏梗 5 克,藿香梗 3 克,红茶 3 克。

用法:用 300 毫升开水冲泡后饮用。也可将两药用水 300 毫升煮沸后冲泡红茶。

功能:理气化湿,和胃消胀。

（5）山术茶

原料:山药 5 克,白术 5 克,乌龙茶 3 克。

用法:用 300 毫升开水冲泡 10 分钟后饮用,冲饮至味淡。

功能:健脾补气,和胃除湿。

2. 失眠焦虑

（1）龙眼百合茶

原料:龙眼肉 10 克,百合 5 克,绿茶 1 克。

用法:用前二味药的煎煮液泡茶饮用,可加糖。

功用:补心安神。

（2）交通茶

原料:夜交藤 3 克、合欢花 3 克、黄连 1 克、官桂 1 克、红茶 1 克。

用法:用 300 毫升开水冲泡后饮用,冲饮至味淡。也可不加红茶。

功能:交通心肾,清心安神。

（3）枣仁竹叶茶

原料:酸枣仁 5 克,淡竹叶 3 克,绿茶 1 克。

用法:用酸枣仁的煎煮液 300 毫升,冲泡淡竹叶、绿茶饮用。也可不用茶。

功能:清心安神。

（4）柏子养心茶

原料:柏子仁 5 克,枸杞 3 克,茯苓 3 克,红茶 2 克。

用法:用 300 毫升水煎煮上述药物 10 分钟,泡茶饮用。也可不用茶直接冲饮。

功能:宁心安神、补肾养阴。

（5）双心茶

原料:莲子心 5、灯芯草 1 克,玫瑰花 2 克,绿茶 1 克。

用法:用 300 毫升开水冲泡上述药物 10 分钟后饮用。

功能:养心清心,疏肝解郁。

3. 神疲乏力

（1）归芪枣茶

原料:当归 5 克,黄芪 5 克,大枣 3 枚,红茶 3 克。

用法:用前几味药的煎煮液 300 毫升泡茶饮用,冲饮至味淡。

功能:养血补气。

（2）补气茶

原料:白术 5 克,菟丝子 3 克,生晒参 3 克。

用法:用 300 毫升开水冲泡 10 分钟后饮用,冲饮至味淡。

功能:健脾补肾,补气复元。

（3）龙眼参茶

原料:龙眼肉 5 克,西洋参 2 克,红茶 1 克。

用法:用龙眼肉、西洋参的煎煮液 300 毫升,泡茶饮。也可不用茶。

功能:补益气血,宁心安神。

（4）山药百合茶

原料:山药 10 克,百合 3 克,红茶 3 克。

用法:用山药、百合的煎煮液 300 毫升泡茶饮用,冲饮至味淡。

功能:健脾补肺,固肾益精。

（5）山药君子茶

原料:山药 5 克,党参 3 克,白术 3 克、茯苓 3 克,甘草 1 克,绿茶 2 克。

用法:用前五味药的煎煮液 300 毫升泡茶饮用,冲饮至味淡。

功能:健脾补肾,益气补中。

4. 腰酸背痛

（1）菟丝茯苓茶

原料:菟丝子 5 克,茯苓 3 克,丹参 3 克,红茶 5 克。

用法:用 500 毫升水煎煮上药至水沸后 10~15 分钟,冲泡红茶饮用。可加蜂蜜。冲饮至味淡。

功能:补脾益肾,活血利湿。

（2）杜仲香茶

原料:杜仲 5 克,木香 2 克,红茶 3 克。

用法:用 300 毫升开水冲泡后饮用,冲饮至味淡。

功能:补肾强筋,理气止痛。

（3）五加皮茶

原料:五加皮 10 克,红茶 3 克。

用法:用 300 毫升开水冲泡后饮用,冲饮至味淡。

功能:祛风湿,壮筋骨,活血祛瘀。

（4）鸡血藤茶

原料:鸡血藤 10 克,红茶 3 克。

用法:用 300 毫升开水泡饮,冲饮至味淡。

功能:舒筋通络,活血止痛。

（5）苁蓉杜仲茶

原料:肉苁蓉 5 克,杜仲 3 克,红茶 3 克。

用法:用前两味药的煎煮液400毫升泡茶饮用,冲饮至味淡。

功能:补肾益精。

5. 情绪低落

（1）宁神茶

原料:合欢皮 5 克,远志 3 克,茯苓 3 克,炒枣仁 3 克,红茶 3 克。

用法:用前几味药的煎煮液300毫升泡茶饮用,冲饮至味淡。

功能:安神助眠,疏肝解郁。

（2）龙眼茶

原料:龙眼肉 10 克,玫瑰花 3 克,红茶 2 克。

用法:用龙眼肉和玫瑰花的煎煮液 300 毫升,泡茶饮。也可不用茶,以煎煮液代茶饮。

功能:补益心脾,安神解郁。

（3）合欢芍茶

原料:合欢花 5 克,白芍 3 克,红茶 2 克。

用法:用300毫升开水冲泡后饮用,冲饮至味淡。可不加茶。

功能:养血柔肝,解郁安神。

（4）龙眼参茶

原料:龙眼肉 5 克,山药 3 克,西洋参 2 克,红茶 1 克。

用法:用上述药物的煎煮液300毫升,泡茶饮。也可不用茶。

功能:补益气血,健脾宁心。

（5）养神茶

原料:茯苓 5 克,炒枣仁 3 克,远志 2 克,竹茹 2 克。

用法:用上述药物 300 毫升水煎煮沸后代茶饮。也可直接冲饮。

功能:健脾养心,安神除烦。

六、临证提醒

1. 肺癌病人别吃辣

衢州人爱吃辣在浙江是出了名的,如果感觉菜不下饭,很多衢州人干脆舀一勺辣椒粉拌在饭里吃,60多岁的老程就有这个习惯。前不久,这个习惯险些要了他的命。

偷吃一勺辣椒差点要了命

两年前,老程得了肺癌,辗转找到笔者这里就诊。经过治疗,病情得到控制,咳嗽、咳痰、咯血的症状慢慢消失,人也慢慢胖了起来。

得知老程有嗜辣的习惯,笔者再三叮嘱他饮食要清淡,以蔬菜为主,荤菜为辅,特别是不能再吃辣了,并且半个月复诊一次。

老程也很听话,按时复诊,不吃辣椒。

这次老程突然提前来复诊,来时还伴有严重的咯血、咳嗽、喉咙沙哑等症状。看到这种情况,笔者还以为是病情进展引起的,暗自思忖几天不见病情怎么进展得这么快,但仔细询问病史发现,原来是老程最终还是没能忍住嘴馋所致。

老程说,两年没吃辣了,实在馋得不得了。以为自己已经好了,病情基本上得到了控制,稍微吃一点没关系,就在吃晚饭的时候,瞒着家人,偷偷舀了一勺辣椒粉拌在饭里。谁知第二天就出现了轻微的咳嗽、咳痰。又过了三四天,甚至咯血了。

找到病因后,根据老程的症状,调整了处方。吃过药后,老程咯血、咳痰的症状逐渐好转。

"肺为贮痰之器",是指肺为脾生之痰的容器,而糖类、饮料、蜂蜜等甜食容易使痰饮积聚,辛辣的食物则会助火生痰,造成肺气损伤,肺气上逆,从而诱发咳痰、咯血等症状。肺癌患者肺功能本身就不好,辛辣食物更是禁忌。辛辣生发的食物,除了辣椒外,葱、姜、蒜、肉桂、花椒等调味料也算,同样要少吃,尽量不吃。

六类人群不要吃辣

除了肺癌病人不能吃辣椒外,还有几类人群也不宜吃,否则会加重病情:

有口腔呼吸道疾病者,如感冒发烧病人、咽喉炎病人、扁桃体炎病人、口腔溃疡病人等;

便秘、痔疮患者;

有胃肠道疾病者,如胃溃疡、胃出血、胃糜烂等。这类人群在病情稳定时,可以少吃一点,但吃后如果出现症状,要马上停止;

前列腺疾病患者,如前列腺增生、前列腺炎(尤其是急性前列腺炎),吃辣椒会导致前列腺反复充血;

胆结石、慢性胆囊炎患者,吃辣椒会增加胆囊收缩素的产生,使胆道口括约肌紧张,胆汁流出不畅。

小知识

对健康人而言,适当吃点辣的对身体有好处。

中医认为,辣椒辛、热,入小肠、脾经,有温中散寒、开胃除湿、祛风湿的功效,常用来治疗食欲减退、解热镇痛、降脂减肥、预防癌肿。从西医的角度讲,这与辣椒含有丰富的辣椒素、维生素 B_1、B_2、C 及类胡萝卜素等多种矿物质有关。适当吃辣椒有 5 大好处:

预防癌症:辣椒素是一种抗氧化物质,可抑制体内 DNA 突变,阻止变异细胞的新陈代谢,降低癌症的发生。

解热镇痛:辣椒辛温,能够通过发汗降低体温,并缓解肌肉疼痛,因此,具有较强的解热镇痛的作用。

促进食欲、助消化：辣椒的辣味刺激舌头、嘴的神经末梢，会增加淀粉酶的活性，促进肠胃蠕动，帮助消化。

降脂减肥：辣椒素能够促进脂肪的新陈代谢，防止体内脂肪积存。

扩张血管，促进血液循环：辣椒可增加血浆内游离的氢化可的松（人类主要的糖皮质激素，能调节微循环、维持血压），使局部血管反射性扩张，促进血液循环。

2. 肿瘤患者术后怎么吃

"医生，我吃东西需要忌口吗?"

门诊时，很多术后的肿瘤患者都会来问笔者这个问题。很多肿瘤患者和家属都有顾虑，因为确实很多病都是吃出来的。该吃什么，不该吃什么是个大问题。但要提醒的是，忌口要有科学依据，还要根据自身的病情和体质，绝对不能道听途说，否则就不是好事，反而还不利于身体康复。

去年有位患者李阿姨让笔者印象很深刻。

李阿姨 50 多岁，来找笔者就诊时刚做完胃肠道间质瘤切除手术一个月。自述乏力、食欲下降的症状特别严重。她来看病的时候，精神状态特别差，脸色苍白、双眼凹陷，整个人都无精打采。旁边的病友看着，都以为她是做完手术还没有恢复过来。

但是详细查看李阿姨的病情，她患的胃肠道间质瘤，恶性程度并不高，照理说术后半个月左右身体就该恢复了。但她的情况并不好，还出现了贫血，血红蛋白只有 9 克／分升。（正常人在 12 克／分升左右）

李阿姨的女儿跟着一起来，她述说了李阿姨的情况。"我妈妈出院之后吃的方面很注意，牛肉、螃蟹、虾都不吃。后来，她听小姐妹说鸡肉、鸡蛋、鱼肉也不能吃，否则会导致肿瘤复发，每天以吃蔬菜为主；再后来，她连土豆、番薯、南瓜等淀粉含量高的蔬菜也不吃了。因为她听说,淀粉类的食物不易消化,容易伤脾胃。现在,她每天差不多就吃点青菜、冬瓜、丝瓜等很清淡的东西,偶尔会吃一两片肉,但一定要水煮的猪肉,红烧的、油炸的坚决不吃。最关键每次吃饭成了负担。"

因为太注意忌口,精神压力又大,李阿姨一个月就瘦了20多斤,目前体重只剩下80多斤。李阿姨的做法肯定不科学,但很多肿瘤患者难免要问:忌口方面,到底哪些该吃,哪些不该吃?

笔者总结了几个简单原则,供参考:

（1）蔬菜为主,荤菜为辅。蔬菜最好占饮食总量的70%左右。

（2）多吃新鲜的,少吃温热性的食物。

（3）忌口没有绝对的,不可道听途说,增加心理负担。

忌口不是绝对的,胃肠道肿瘤患者,术后不吃生冷、油腻、腥臭、腌制等不易消化或有特殊刺激性、不新鲜的食物。如生姜、葱、煎炸食品,咸鱼、酱鸭等,但新鲜的鸡鸭鱼肉、鸡蛋鸭蛋也不吃,这就太过了。可是,好多肿瘤患者不吃鸡肉、鸡蛋,他们认为鸡是"发物",吃了鸡肉或鸡蛋会使肿瘤复发或促进癌细胞的生长,这种想法是错误的。

3. 肿瘤手术前后不要随意进补

临床上患者被诊断为恶性肿瘤,有手术指征的一般都会选择手术,但通常都不是急诊手术,术前有一个空档期,许多病人会选择中药进补,随意选择服用人参、阿胶等补品调理身体,患者和家属希望能通过调补这一手段让患者身体更强壮。手术之后,为了让病人能尽快恢复,也会选择中药调补。但是在各种因素影响下,往往会适得其反。

术前慎用活血化瘀药物

记得有一位患者被诊断为宫颈癌,要手术治疗,于是她特意在术前半个月去药店买了含有丹参、桃仁、人参等成分的调理中药,给自己进补,以应对手术的创伤,希望手术后恢复得快。没想到,临近手术时,医生说有些凝血功能指标异常,手术暂时不能做了,还让她立即停用这些中药,否则手术时会有危险。

活血化瘀的中药会改变人体的凝血功能,研究发现,某些活血化瘀的中药,可能会延长凝血时间,包括用来滋补脾胃的白术、具备补血功能的生地,以及当归、黄芪、杜仲等药材,因此不适合在手术前服用。

手术前使用导致凝血时间延长的药物,可能会致麻醉穿刺处、手术操作处出血,危险极大。对于这方面的副作用,大家对相关西药了解比较多,例如阿司匹林,可作用于血小板,导致凝血时间延长,所以手术前至少停用1周。但是用来调养身体的中药材,因为药性温和,容易被大家忽视。尤其是具有活血化瘀功能的中药,可以促进血液循环,加速伤口愈合,往往被大家用作补药使用,却不知它会延长血小板的凝固时间,因此,想服用中药来调养身体,最好还是等手术伤口愈合后比较恰当。

活血药丹参,是大家常用的中药,最早记载于《神农本草经》,集养血、活血、化瘀、止痛、生新血于一体,功效显著且性味平和,无明显毒副作用,因此经常被大家当作调节身体的补药。不过其会降低凝血功能,显然不适合在手术前使用。除丹参外,同样不利于凝血的中药还有红花、莪术、川芎等,都应该在术前及时停用。

手术前后慎用清热解毒和滋腻中药

手术前还应该停用清热解毒、寒凉及滋阴补益类的中药,如蒲公英、金银花、野菊花、熟地、阿胶等中药,因为会影响人体的脾胃功能,不利于应对手术中的应激反应,这些药物最好在术前半个月就停用。

手术前后调理不离疏肝、清心、健脾三原则

明确为恶性肿瘤之后,病人往往会出现紧张焦虑情绪,导致胃口和睡眠质量变差。关键一点是要辨证论治,一般来说,术前进行疏肝清心和健脾的调理还是比较常见的。比如柴胡、白芍、玫瑰花、山药、红枣、茯苓、扁豆、黄芪、麦冬、合欢皮、夜交藤、灯芯草等,不仅常见,还方便使用,有些是药食同源的。

手术前后中药调理因人而异

手术前后的身体调养,最关键的原则是辨证论治,如体内湿气较重的病人,宜用健脾化湿类中药;阴虚火旺的病人,则宜使用养阴清火类的中药。如果使用不当,随意使用补品,反而对身体有害。因此,患者在服用前最好向医生咨询,防患于未然。

手术前如果身体状态还可以,并不一定需要药物调养,而是应该通过适当运动、保持心情舒畅、饮食清淡等,避免感冒,以提高免疫力,抵抗手术对人体的损害。

4. 感冒不要随便吃补药

病毒性感冒是一种自愈性疾病,注意休息,适当吃点药,多喝水,一般一个星期左右就好了。可是临床上,奇怪的是,总有一些普通感冒病人"久治不愈"。

吃过中西药、挂过盐水,感冒就是好不了。

张大伯,70多岁,半个多月前,因身体乏力、口干舌燥、没有胃口、喉咙痛,去医院检查,原来是感冒了,低烧37.8℃,并伴有扁桃体发炎。医生开了感冒药,又开了三天盐水。一个多星期后,张大伯烧退了,但喉咙还是痛,浑身乏力,一天到晚想睡觉,口也很渴,常常喝撑了,却还是觉得渴。

张大伯来看中医,其实就是普通的病毒性感冒,喉咙痛是扁桃体发炎引起的,给他开了一个星期的驱寒散邪的中药。一个星期后,张大伯又来了,说没什么改善。一看,张大伯的舌头确实仍然很黄,扁桃体仍旧又红又大。

　　有点纳闷,因为给他开的药方是治疗病毒性感冒的经典药方,大部分人吃完后,就算不会痊愈,症状也会改善,可对张大伯竟然一点用都没有。

　　仔细询问张大伯近期的饮食情况、生活习惯,去过什么地方……

　　一圈问下来,似乎都很正常。

　　"除了我开给你的中药,你还在吃什么?"笔者突然想到。

　　"西洋参。自从感冒后,我每天都在泡西洋参茶喝。"

　　"问题就出在西洋参上,感冒了不能随便吃补药,你知道吗?"

　　感冒时进补相当于"火上浇油"!

　　张大伯说,感冒后,整天没力气、喉咙痛、嘴巴干。一个朋友说,这是上火了,可以泡点西洋参吃吃,西洋参有清火、增强免疫力的功效。

　　张大伯去药店打听。药店工作人员也说,感冒了,吃点西洋参好。张大伯就买来吃了。

　　"西洋参,性寒,具有补气养阴、清热生津的功效,常用于治疗口燥咽干、虚热烦倦。感冒在中医认为属于外感病邪,治疗的手段是驱赶寒邪。此时,吃西洋参相当于火上浇油。同时,西洋参属于滋腻品,不但不利于寒邪发散,反而会滋养病邪,这样感冒就更不容易好了。"

　　临床上,除了吃西洋参外,还有不少感冒病人"为了增加免疫力",一边吃药一边吃人参、铁皮枫斗晶、石斛、阿胶、熟地黄、当归等滋补品,这也是帮倒忙,一般来说,对感冒的痊愈没有一点好处。

　　除了感冒时不能擅自吃滋补品外,体内有急性炎症,如腹泻、胃痛时同样不能吃。

　　讲到这里,还有一点要提醒,不是说所有感冒病人都不能用补品,关键还需辨证论治,有少数体虚感冒者,也是需要攻补兼施的,不应绝对化。

感冒验方可用,但不能乱用。

关于感冒的验方偏方有很多,有些可行,有些是无稽之谈,还有更多的验方需要辨证,恰当地运用是可以缓解病情的,但胡乱使用会延误或加重病情。

治疗普通感冒的方法很多,一般情况下不需要过多地服用药物,现推荐两个简易验方,并加以点评。

(1)芥菜姜汤止咳方

材料:鲜芥菜 100 克、鲜姜 10 克、盐 5 克。

用法:芥菜洗净切块,生姜洗净切片,加清水 3 碗煎至 1 碗,以食盐调味。每日一剂,分 2 次服。连服 3 日。

点评:芥菜,味辛、性平、略偏寒,具有发散解毒的功效,台湾地区将此菜誉为"长寿菜"。生姜,味辛、性温,具有发表散寒的功效,两物合用能宣肺止咳、疏风散寒,对早期的风寒感冒所致头痛鼻塞、四肢酸痛、胃纳偏差有较好的治疗效果,同时在气候突变的季节能调节机体免疫力,有一定的预防感冒的作用,本方无明显不良反应,值得推广,但是当患者具有发热咽痛等风热感冒表现时不主张使用本方。

(2)荆芥豆豉粥

材料:荆芥 10 克,淡豆豉 20 克,粳米 50 克。

用法:先将荆芥、淡豆豉煎沸后 5 分钟,取汁,去渣。再将粳米煮粥,待粥将熟时,加入药汁,同煮为稀粥,每天一次。3 天为 1 疗程,每天一次,温热服食。

点评:荆芥,性温、味辛,入肝肺经,具有发表祛风、退热利咽的功效。淡豆豉是黑大豆经桑叶、青蒿蒸制而成,性寒味苦,具有解肌发表、退热除烦的功效,粳米有和胃调中的作用,三物合用不寒不热,性味平和,无明显寒热禁忌,本方适用于一切感冒的食疗。

5. 春笋食用注意事项

竹子,岁寒四友之一,是一种常见的植物,苏东坡有言"宁可食无肉,不可居无竹;无肉令人瘦,无竹令人俗;人瘦尚可肥,士俗不可医",感觉有竹子相伴就可以变得超凡脱俗,清新高雅,学医之后,发现与竹子相关的医药健康知识还挺多的。

因为竹子生长挺快的,每年都要挖掉很多笋,否则竹园的竹子太多,太挤,影响竹子的成长,笋就成了我们的食物。竹笋是一年四季皆有,惟有春笋、冬笋味道最佳。冬笋的挖掘需要较多经验,产量较小,春笋的挖掘基本没有什么技术含量,产量大,春笋这道菜就很常见了,烹调时无论是凉拌、煎炒还是熬汤,均鲜嫩清香,是人们喜欢的佳肴之一。

春笋,以其笋体肥大、洁白如玉、肉质鲜嫩、美味爽口被誉为"菜王"。又被称为"山八珍"。

印象最深刻的一道与笋有关的菜是腌菜汁笋块。结实饱满的春笋披着淡淡金黄色的外衣,剥掉外壳,切去笋叶,留下笋干,对半切开。将笋切成麻将大小,冷锅内倒入冷水,放入笋块,倒入冷水,水量盖过笋块即可,烧到5成熟时,加入作料,适量的盐、辣椒,再倒入腌菜卤汁,滴入菜油或茶油,无须搅拌。待汤汁里的笋块已成鲜黄色,就差不多,煮的时间长点,味道更好。

但是竹笋的味道虽好,可不是谁都能吃的,有些人吃了以后会出现腹痛、腹泻,有些人少吃点可以,多吃了就泛吐清水,胃中嘈杂不安,严重的可出现消化道出血。

这到底是怎么回事?

每年这个时候,因吃春笋引起胃肠道不适来门诊的人很多。

有一位好几年没有来门诊的李大妈来门诊找我,几年前她因胃溃疡、胃肠功能紊乱,服用西药后病情是控制住了,但是一停药,就胃痛、胃口差,吃东西没有味道,在笔者这里吃中药调理了好久,后来病情稳定了,人也胖了好多。

"这次怎么回事?"笔者问。

"前两天晚上被一阵剧烈的胃痛痛醒,今天还有恶心,难道是老毛病又犯了? 想到你,来问问看。"杨大妈说。

原来,几天前老家有人送来一棵大竹笋,足足五六斤重,于是她烧了盘雪菜炒春笋,和老伴一起吃。春笋口感鲜美,老两口不知不觉就把一盘春笋吃掉了。听说笋对胃有影响,但吃完后,两人都没什么事,他们认为自己胃肠功能还不错的。担心笋坏掉,第二天,两人做了笋块,继续吃,没想到晚上就发作了。

询问病情后,了解到没有黑便等消化道出血的症状,我就给她开了点中药吃,但是粗纤维的食物、油腻的食物是不让她吃了,复诊时,她的病就基本好了。

"以前有胃溃疡,看来还是不能对自己的胃肠功能太自信呵!"李大妈又恢复了笑容说。

无独有偶,一直在服用中药的马大伯胃肠功能也发生问题了,他是结肠癌手术后 2 年的病人,去年发现肿瘤转移到肝脏和肺部,以前总是腹泻,一直在吃中药治疗,病情还稳定,都是按我的要求忌口,可以吃新鲜的食物,尽量不吃不新鲜的食物。因为没听说过笋对胃肠的影响,以前吃也没发生过什么问题,最近吃了一点,结果腹泻不止,一日 5~10 次。来看病的时候,还不知道怎么回事,以为疾病严重了。经过仔细询问,本来是很注意饮食的,现在饮食上的改变也就是笋多吃了点。经过中药调理治疗和饮食调整,病情渐趋好转,但是因有基础疾病,还是需要复查的。

春笋有时候会影响脾胃功能,那么这种食物对人体有什么好处呢? 相关资料表明,功效还蛮多的,比如止咳化痰。笋长成竹后,经过炮制可做一种中药,叫竹沥,这是清热化痰的常用药,也有明目的功效,这和其中含有丰富的维生素 A 有关,还有养颜护肤的功效,含有胡萝卜素,有助于维持皮肤细胞组织正常机能,促进皮肤新陈代谢,保持皮肤润泽细嫩。

春笋怎么食用对胃肠影响小一点呢?

(1)烧笋时先焯水:做春笋前最好能在沸水里先焯一下,大约煮 1~2 分钟,甚至可以煮更久一些,以软化粗纤维,有助消化。既可以去除春笋的涩味,吃起来更爽口,还能让 70% 的草酸流失。草酸容易和体内的钙形成草酸钙,在体内沉积,导致结石,也会加重结石患者的病情。

(2)不要和滋腻类食物一起吃:滋腻类食物本来就加重脾胃负担,再加上竹笋的刺激,就雪上加霜了。曾有一个老乡吃了太多雪菜笋馅料的清明馃,出现肠梗阻的病情。

(3)春笋不要空腹吃。

(4)不要和寒性食物一起吃:其原理和滋腻食物一起相同。

(5)每次勿多食用:

任何食物多吃都不好,都要适可而止,因为笋性偏寒,含较多粗纤维,较难消化,容易出现嘈杂等不适感,严重者会有胃出血等症状。除了个体差异,这些问题很多是由于食用量太大造成的。

6. 改善失眠的养心茶

现代社会,生活压力增大,许多人会有睡眠质量欠佳的问题,看起来不是什么大病,但是会产生不良情绪影响生活质量和工作状态。

失眠,中医称之为"不寐",主要表现为:入睡难、醒得早、多梦、易惊醒四种,多梦者最多,约占 1/2,很多人认为多梦不属于睡眠质量差。

先看几个门诊典型病例。

梦见被鬼追,半夜被吓醒

张先生,40 出头,黑黑瘦瘦的,在工厂上班,一个月前,张先生开始莫名其妙做噩梦,梦到自己被鬼追,吓得拼命地跑,一直跑,跑到悬崖边,没路了,被硬生生吓醒。前几次,张先生也没放在心上,认为就是个噩梦而已。但一个多星期,差不多每天夜里都做这个梦,每次醒来后,都觉得浑身乏力,整个人一点精神都没有,有时连班都上不了,不得不请假回家。"太累了,每天晚上睡觉比白天上班还辛苦,再这么下去,我觉得自己肯定要生大病了。"张先生说。

结合舌苔、脉象、病史,张先生属于"心气不足、心血瘀阻"引起的失眠。建议他吃一些宁心安神、补益活血的药物,并加强锻炼,晒晒太阳,增强体质。

整晚脑子里就像放电影

李老板,38岁,瘦瘦高高,神情有些焦虑,半个多月前,李老板开始出现入睡困难,每天晚上只要一躺到床上,脑子就像放电影一样,会跳出很多事情,五六件、七八件,根本停不下来,越想越睡不着。为了入睡,他数过羊,可数到一两千了还是睡不着;喝过牛奶,也没什么用。他说以前也有过失眠,但最晚12点也能睡着了,可现在,常常要到凌晨一两点才能睡着,有时三四点了还睡不着。

检查发现,李老板舌苔偏厚,口腔溃疡,大便干结。属于心火亢盛、焦虑引起的失眠,给他开了些清火、疏肝理气的药,并建议他晚上8点左右做做手指养心操,睡前不要看电视、上网、玩手机,可以看些安静的书。

腔隙性脑梗死后,每晚要醒五六次

陈大妈,60多岁,中等身材,头发斑白,因前不久患腔隙性脑梗死,自从中风后,体质完全下降了,很容易累,睡眠更是一个大问题,睡不踏实,睡睡醒醒,每晚要醒五六次。外面稍有一点动静,就会醒。常常天没亮就会醒,醒来后好长时间会睡不着。

晚上睡不好白天就浑身没劲,胃口也越来越差,人也变懒了,看十几分钟报纸,就有脑缺血的感觉,中午想睡,但又睡不着。

失眠一方面与中风有关,中风后体力下降,心里又有些后怕,确实睡不踏实;另一方面,她眼干、口干,疲劳,没力气,属于阴虚引起的失眠。

中医认为,睡眠与体内阴阳之气有关,阳主兴奋,阴主安静,到了晚上,阳气渐归于里,与阴结合,使人进入睡眠状态,阳不入阴,就睡不着;阴液不足,无法涵养阳气,就容易早醒。体内阴阳之气难以调和,失眠会随之加重。

笔者在给这几个病人开出药方后,推荐了一款简单的养心茶——将5克百合、5克玫瑰、2克莲子心放在一起泡水喝,并建议张先生稍微多加一些玫瑰花,可以理气活血;李老板多加一些莲子心,有助清火;陈大妈多加一些百合,可缓解阴虚、惊悸。

用中药调理失眠的患者,有两种误解:①认为中药作用等同安眠药。因此每日服用两次的中药,晚上服用还可以理解,上午那次中药不敢喝;②觉得别的不用管,只要服用中药就行了。

这两种观点都是错误的,中药是综合治疗的一部分,起作用不是很快,与西药的安眠药作用机制不一样,上午服用没有镇静作用,晚上服用也不会有快速的疗效。根据失眠产生的原因,治疗时很关键的一点是要做到静心,学会注意力转移和压力化解。这些都不能忽视。

最后推荐几款养心茶,可以试试。

(1)**枣仁养心茶**——原料:炒枣仁6克,灯芯草1克,绿茶3克。用法:用250毫升的水煎煮枣仁、灯芯至水沸后泡茶饮用。功效:养心安神,清心除烦。

(2)**莲子清心茶**——原料:莲子10克,车前子5克,绿茶3克。用法:用500毫升水煎煮莲子、车前子至水沸后,冲泡绿茶饮用。功效:清泄心火,利湿清热。

（3）**通草竹叶茶**——原料:通草 5 克、淡竹叶 3 克,甘草 3 克,生地 5 克,绿茶 3 克。用法:用 300 毫升水煎煮通草、淡竹叶、甘草、生地至水沸后,冲泡绿茶后饮用。功效:清心泄热。

7. 让中药不再难喝

在火力的作用下,药锅里的汁液逐渐减少,原本淡淡的中药味在房间弥漫,渐渐浓郁,轻柔地飘浮在身边,说不清是药的香气,还是其他的气味,给人一种奇怪的体验,倒出药汁,静置片刻,皱眉一饮而下。对大多数人来说,这不是非常愉快的体验,真是辛甘酸苦咸,五味杂陈。能不能让人愉快地接受中药的味道呢?

通过适当的技巧和心态调节,应该可以愉快地接受中药!

先来回答一个人们通常关注的话题:

中药为什么难喝? 主要与以下因素相关:

（1）**中药的成分**:中药的有效成分复杂,主要是生物碱,如苦杏仁甙、番木鳖碱、大黄甙等等,因为这些物质是苦的,所以大多数中药都有苦味;另外,植物药含有鞣酸,鞣酸的口味是涩的,因此大多数中药熬出来的汤味道又苦又涩。当然也有例外的,甘草就是甜的,乌梅是酸的,还有辣的川椒、干姜等,但是这些尚能接受的味道与苦涩等味道混合在一起,也变得奇怪了。

（2）**中药的气味**:药味就是随水蒸气蒸发的药材中的挥发性成分,中药绝大多数含低比重的挥发性成分,这些物质在常温下也会挥发,加热后挥发量增多。这些挥发物也是药效成分,大部分人觉得难闻。当然因个体差异,能耐受的人也很多。

（3）**药汁量太大**:中药的常规煎药方法是,加入适量的水浸泡以后按规定时间煎煮后,倒出的汤液控制在 200 毫升左右,小儿减半,或更少。至于加水量是根据倒出汤液量决定的,因为药的材质不同,密度、体积不一,无法定论,一般加水量是水位盖过中药后,略高一点就差不多了。

　　有病友认为药汁量越大疗效越好,曾有甚者,每次药汁液量都有 500 毫升以上,这样势必稀释药的浓度,还影响胃肠功能,好不容易喝下一大口,一看还剩这么多药,服药心情能好得了吗?

　　(4) 情绪对抗:生病时的情感是敏感的,一方面,家人的问候,朋友的关心,医生的热情,都让病人涌出很多感动;另一方面,浑身无力的感觉,躺在病床上的无奈,都会让人对健康有着无比的向往,对自己的反思比任何时候要深刻,比如自己什么时候锻炼过头了,什么时候保养不当了,什么时候饮食不注意了,更有甚者,喜欢胡思乱想,时而疑惑自己是否有重病隐患,时而醒悟原来所谓重要的工作也没有那样重要。

　　服药会带来不适感,自然情绪会有波动,比平时更易受外界影响,有时负面情绪更强烈。

　　(5) 疾病因素:临床上较多疾病会影响胃肠功能,再加上各种治疗方法和个人情绪对身体的影响,往往有胃肠道紊乱的表现,比如胃口差、呕吐或腹痛腹泻等表现,在这种状况下,有很多病友会说,胃肠道不舒服,服中药会加重胃肠道反应。其实这是误解,通过药物的调整,中药是可以改善整体状况,改善胃肠功能状态的。

　　中药难喝的原因已明确,可考虑改善不适当的喝药方法:

　　1) 适当的温度:药汁温度一般控制在温热的状态即可,太凉和太热对人体都会有不适的反应。夏天时,有病人把存在冰箱的袋装中药取出直接服用,有种服用冷饮的感觉,先不说药效的影响,这样喝的时间久了,就会影响到胃肠功能。

　　2) 喝药前准备

　　◎准备一杯温开水备用漱口。

　　◎适宜温度的袋装中药汁全部倒在杯子里。

　　◎中药最好数口就咽下,以免像钝刀割肉,味觉嗅觉忍受长时间的煎熬。

曾见病友插根吸管在袋装中药里，吸一口药，叹一口气，皱一下眉头，这是不可取的。如果一次性喝完也就几秒钟的事，这样就大大缩短了忍耐不好口味的时间。

有些病友喜欢在中药里加糖，尤其是在喂小儿喝药时，家长都会这么想，这也是没有必要的，在中药里加糖，味道也不会很好，关键是有时会影响疗效。如果实在需要加糖，还是问一下开处方的中医师是否适合，通常情况下，滋补养阴的药物加糖影响不大。

3）喝药后：喝中药后迅速用备用的温开水漱口，或者吃口香糖也可以较快地去除口腔残留的中药异味。

除了上述处理技巧外，笔者认为还有一个非常关键的因素，就是要调整喝中药的心态。某种程度上，这是起决定性作用的。

因为中药的成分、气味、煎药方法、疾病因素和情绪对抗都会让人感觉中药难喝，通过适当的温度控制、漱口等处理能适当改善喝药体验，但是这些都是"术"层面的技巧，若从"道"层面解决，也就是调整喝中药的心态，往往能起决定性作用。

那么怎样调整心态呢？

（1）要认可中医中药：中医药学是中国传统文化在人体健康方面的具体运用，有着"天人相应""天人合一"的整体观，熟练运用"阴阳""五行学说"推演分析，并结合因时因地因人的特点，运用个体化治疗方案调和人体的阴阳状态。

中药是中医调和人体阴阳平衡的重要手段之一，中药的理论也是于来源中国传统文化，取材自然界的天然物品，结合物品的特性比类取象并结合运用经验总结出药物的功效和相互作用的效果。

天然的植物、矿物和动物成分各不一样，有四气五味的不同,相互作用后综合产生的滋味就有点难喝。但是在接受中医中药的理念后,就能在心理上接受它的治疗手段了。

（2）要了解自己患病后的心理改变:人一旦患病,尤其是患重病之后心理状态会经历以下几个阶段,首先是否定或怀疑阶段,认为诊断有误差,或者认为自己没有休息好,会不断地求医,换医生或换医院,有一种侥幸的心理。其次是愤怒或郁闷阶段,当多方求医后,发现诊断没有问题,心理上会产生愤怒或郁闷的情绪,会认为诸多外界因素影响了自己的健康,会问:为什么上天偏偏对我不公平? 为什么单位、家庭给我这么大压力,等等;往往情绪偏激,不够理性。最后就是接受阶段,心理上接受了自己患病的事实,配合治疗和调理,让自己的身体恢复,偏激的思想会趋向理性。前面两个阶段越早跨越,对身体的恢复越有利。

有些恶性肿瘤患者的家属对患者本人隐瞒病情,临终期又在无法隐瞒的情况下告知,导致临终期患者大部分时间处于第一阶段的否定期和第二阶段的愤怒期。比如胃癌的患者被告知是胃溃疡,病情渐趋恶化,患者必然会出现否定诊断的情绪,之后会对临床治疗产生怀疑,对医生、医院和亲友的临床决策和疗效不满,这种隐瞒病情的做法不一定是对的。这种隐瞒病情的方法叫保护性医疗,是根据前苏联巴甫洛夫学说而建立起来的,已在医疗界实行多年,它指在一些特殊情况下为了避免对患者产生不良条件反射,向患者隐瞒部分病情,其基本精神是使患者的身体和精神完全处于轻松愉快的自然休养环境中,从而提高医疗和康复的效果。

但还要具体分析,患者家属可能更多地考虑了疾病本身,却忽视了患者的思想、感情,会代替患者做出了选择。应当根据不同患者的不同需求做出调整,同一种疾病,每个个体年龄不同、性格不同对疾病的认识也会不尽相同。在保护性治疗的状态下疗效不好时,患者对治疗是不配合的,对难喝的中药怎么能接受呢?

有些恶性肿瘤患者愤怒和郁闷情绪持续存在,到临终期依然没有跨越到接受的阶段,这主要和个体心理素质与周围环境有关,当然也与心理疏导有关。

临床上有一部分恶性程度很高的肿瘤患者疗效稳定,生存期远超预计,他们有一个共同的特点,就是心态平和乐观,接受患病现状,积极配合治疗。有这种心态,人体的免疫功能会改善,整体精神状况良好,也能快乐地接受中药等治疗。

(3)要接受身体现状:《论语·季氏》:"夫如是,故远人不服,则修文德以来之。既来之,则安之。"原意是已经把他们招抚来,就要把他们安顿下来。后指既然来了,就要在这里安下心来。因为各种原因导致身体出现健康状况,就需要调整心态,尽快进入第三阶段的接受状况,采取积极的措施防止恶化,尽可能使其往好的方向发展。

也有一些患者经过积极治疗,没有预想的疗效,重新进入愤怒和郁闷的第二阶段,这样往往会加快疾病的进展,"谋事在人,成事在天",只有明白这一点,接受身体目前的状况,才有机会改善。

(4)要乐观接受中药:良药苦口利于病,人人皆知,问题是,执行不是这么简单。

比如从技巧上讲,掌握药液温度,有研究认为舌头对37℃以上的温度更为敏感,中药汤液的温度可以略低。人的苦味感受器主要集中在舌头的前半部,以舌尖最为突出,药液入口后,最好迅速自然咽下,服药后喝适量温开水。必要时也可以添加调味品。但是这些都是次要的。

当苦涩的中药汤液出现在面前时,病人已历经了很多复杂的阶段:选择医生就诊,药师配方,还有煎药,最后才是服药。任何病友都要意识到：中药的出现，不是来折磨人的，是来帮助人们恢复机体阴阳平衡的，应该保持平和的心境，乐观地接受它。

中医药汤剂或丸剂治疗疾病的疗效，受"四位一体"的整体疗效因素影响，那就是处方水平、药材质量、正确的煎药方法，以及患者的服药心态，而患者真正能掌握主动权的就是良好的服药心态，由此中药还会难喝吗？

8. 病急不要乱投医

"病急乱投医"这一俗语的出处是清朝曹雪芹所著的《红楼梦》，第 57 回："紫鹃笑道：'你也念起佛来，真是新闻！'宝玉笑道：'所谓病急乱投医了。'"字面意思是病势沉重危急，到处乱请医生，现在比喻事情到了紧急时，到处求人或乱想办法。

所谓"急"，在原义中是指情况紧急的意思，笔者以为，主要还是心理上的焦急，因状况非心所愿、非心所料而产生不安情绪。在这种心理状态下，做出鲁莽冲动，或貌似正确其实是错误的决定。

一般来说，常见的"病急"有以下几种情况：

（1）**起病急**：主要是疾病来得突然，或者发展迅速，超出心理承受范围。比如出现大出血病情，会让人手足无措。

（2）**病情重**：病情危重，严重时可能危及正常生命基本功能。比如体检查出恶性肿瘤，内心恐惧，会被某些错误信息迷惑，有些人会相信滥发的小报宣传的昂贵保健品，甚至假药。

（3）**病程长**：因疾病的特性或个人因素导致疾病持续时间长，经久不愈。比如乙型肝炎、风湿性关节炎等慢性疾病，由于治病心切，患者往往会相信某些广告宣传或者道听途说的信息。

（4）**疗效差**：虽然疾病不是很严重，但由于身体或心理有明显不适，虽然经过积极治疗，但是，限于目前医疗技术水平无法解除病痛，比如某些恶性肿瘤晚期患者，因为疗效较差，患者本人和家属会抱着死马当活马医的心态，听信并尝试各种传言和偏方。

出现这些"病急"状况的时候,应该怎么办?

(1)**相信科学,理性分析:**任何疾病都有其自身的规律,治疗手段也不一定都有效果,虽然科技突飞猛进,但是人类的未知领域依然很多,医学技术并不能解决人类所有的健康问题,仍然有许多医学难题和挑战等着我们,这是一个客观事实,需要我们理性分析,客观面对。

每种疾病都有其自身规律,完全遵照医嘱或采用最先进的诊疗方案,有时也不一定有理想的效果。

(2)**参考偏方,切勿盲信:**病急乱投医,最常见的是人们相信并使用某些偏方,这些偏方的疗效往往会被夸大。

笔者认为:偏方一般有三大特征:第一是"偏":药性偏、药材偏和剂量偏,导致处方的神秘性,容易让人想去尝试。第二是"秘":来源神秘,听得最多就是某名医秘方或者家传几代方,但是谁也无法考证其真实性。第三是"神":各类别有用心的网络文章推波助澜,疗效被吹得神乎其神,给人的感觉是只要服用本方就可以治愈疾病。

有位大妈70岁出头,被诊断为胃癌中期,做了肿瘤切除术。手术很顺利,大妈恢复得也不错,但她一直心有余悸,不是担心肿瘤会复发,就是担心肿瘤没切干净。听说猕猴桃根(即藤梨根)抗肿瘤,就和家人商量要试一试,家人去山上挖了一大袋。大妈将猕猴桃根晒干后,准备每天煮水喝。第一次就煎了半斤,当晚就腹泻不止,自认为排毒,依然坚信本药,还减量喝了半年多,大妈每日均有腹泻,合并食欲下降、消瘦,严重影响生活质量。后来到笔者处就诊,才意识到是偏方所致,随后运用中药调理,脾胃功能恢复,正气渐复,状况好转,此后她深刻地意识到了偏方的危害。

还有一位陈先生，50多岁，患有肠癌肝转移，术后在笔者门诊服用中药调理。那天，他来复诊，撩起上衣问："何医生，有没有办法子治我肚皮上的红疹？又痒又痛，要不给我开点药膏？"只见他肚子上一个手掌大小区域起了红疹子，周围还有胶布残留的痕迹。

"你贴过什么了？"笔者问。陈先生说贴了几天癞蛤蟆皮，"我听说癞蛤蟆皮可以止痛、治疗肝癌，就托朋友给我弄了几十只，杀掉、剥皮、晒干，用胶布贴在这里。贴了三四天，实在痒得难受，就撕掉了。"

民间流传用癞蛤蟆（学名"蟾蜍"）以毒攻毒的说法。蟾蜍背面长满了大大小小的疙瘩，临床上称之为"皮脂腺"，其中最大的一对是位于头侧鼓膜上方的耳后腺，这些腺体分泌的白色毒液，是制作蟾酥的原料。蟾酥有散结、解毒、止痛的功效。也正是因为它有毒，所以，临床上不论是内服还是外用，都会严格控制量。不然，轻则口舌麻木，重则会影响患者的肝肾功能。还有许多治疗肿瘤的毒药也是有剂量限制的，盲目服用会出问题。

笔者对偏方的看法是，在辨证论治的基础上可以参考，拓展思路，但绝不可盲目使用。关于偏方的疗效宣传，只要略动脑筋，冷静想一想，就能明白，如果疗效真有这么好，那还要医生、医院干什么？

（3）宁神静志，稳步不乱：病急怎么办？关键是要宁神静志，不要自乱阵脚。要"心藏神"，心绪应先稳定、平和下来，这样人才会做出正确决断，《黄帝内经》讲："心为君主之官，主不明，则十二官危。"意思是说，如果心里不平静，人体所有的脏腑就会陷入危险之中。

从养生和疾病角度讲，"主明则下安，以此养生则寿"，如果心神不宁,不要说决策正确与否,本身这种情绪也会引起疾病的进展。

（4）常规就诊,信任医生:疾病真的很紧急,怎么办? 只要记住一句话:正规医院就诊,信任医生。如今网络普及,给人们带来很大便利;但是,也会造成人的盲目自信,认为只要百度一下,什么就都知道。医学是一门复杂的学科,在不断地发展,知识在更新,临床错综复杂,疾病的处理远非想象的那么简单。临床上发现,搜索引擎获得的信息,不仅可能会引导病人到某些竞价排名高的医院,也有可能误导患者胡乱服药,延误治疗时机。

9. 中药到底该怎么煎

中药怎么煎? 大部分人选择医院代煎或回家把所有的药材一起放进锅里,然后用大火烧沸。但很少人会知道,煎中药有"先下后加"的讲究,中药药效好不好,与煎药的方法关系不小。笔者有一个肺癌的老病人,就是因为中药没煎对,耽误了治病。

把感冒药跟治肺癌药一样煎,一点效果都没有。

45岁的王女士患肺癌多年,除了定期找笔者开治疗肺癌的中药,平时有个头痛脑热、感冒发烧,也找笔者看。

一次,王女士咳嗽、喉咙痛,来门诊。经诊断,王女士确实是感冒引起的咳嗽。随后,笔者给她开了含有金银花、菊花、枇杷叶等成分的中药,服一个星期,让她回家自己煎,一帖药煎两次。

三四天后,王女士火急火燎地找到我,声音嘶哑地说:"我的感冒还是没有好,还越来越严重了,是不是肺癌加重了? 要不做个肺部CT吧?"

笔者也有些纳闷,就给她做了个肺部CT。经检查,王女士的肺癌没有恶化,也没有转移,病情稳定。

问题出在哪里? 笔者仔细询问王女士这几天的生活、饮食习惯，吃过什么，去过哪里等。问来问去，原因找到了，问题出在煎中药的方法上。王女士把治感冒的药，像平时煎治肺癌的药一样煎，先用冷水浸泡40分钟，再放入锅里用大火煎半小时，然后倒出来喝。

这是错误的，在治疗感冒、慢性咳嗽、慢性咽喉炎、慢性支气管炎的方子中，往往会用一些辛散类药物，如薄荷、生姜、银花、菊花等，而它们浸泡、煎煮的时间过长，药效会打折扣的。

正确煎法是：把药用冷水浸泡半小时，冷水的量以漫过药材一点点为宜，用大火将水烧沸，然后改用小火炖，前后共煎20分钟，最后倒出来的中药以150到200毫升为宜，如果多了，说明水加得太多了，下次应该少加一点，而不是再烧得干一点。需要提醒的是，开始浸泡药材的冷水是不能倒掉的，应该直接用来煎药。第二次煎的时间要缩短到15分钟，否则会影响药效。

按照笔者说的煎药方法，王女士吃了两三天后，感冒症状明显改善。

治疗性中药尽量拿回家煎，药煎焦了应该全部倒掉。

煎药过程就是制药过程，流程要一丝不苟。同样的病，同样的药，有的疗效好，有的疗效差，很多时候差别就在煎药方法上。

比如，治疗性中药与滋补性中药的煎药方式就不一样，滋补性中药的煎药方法很简单——浸泡、入锅、烧沸，可以不讲究"先下后加"的程序，但如果治疗性中药也这样煎，不仅会影响药效，还可能产生副作用。

所谓"先下后加"，就是药材入锅的先后。一般来说，贝壳类（牡蛎）、矿物类（龙骨、磁石）、有毒性的（川乌、草乌）都属于先下的，贝壳类和矿物类药物中的有效成分比较难溶出，所以需要煎的时间长一点，有毒性药材煎的时间长一点，是为了减轻毒性;芳香类、易挥发的药材,如薄荷、生姜等都是属于后加的,否则,药效会打折。

需要长期靠药物治疗疾病的,尽量把药带回家自己煎,不要在医院代煎。代煎使用的煎药机工作原理和高压锅有点像,是不锈钢、密封的容器,一次性把所有药物都放进去煎。

另外,如果药煎糊了、焦了,千万不要把坏的挑出来加水重新煎,应该全部倒掉,哪怕只是焦了一点点。药材中各种成分的溶解有快有慢,煎出来中药的浓度也会随着煎药时间的长短发生改变。煎糊了的中药不仅成分遭到了破坏,疗效也降低了。而且,有些药材煎糊后,会产生其他功效,如蒲黄原本是用于活血的,煎糊后蒲黄炭则是用来止血的,作用完全相反。

小知识

手把手教你煎中药

(1)一般中药是每天一帖,所有药物放入煎药器皿中,先用冷水浸泡40分钟,没必要多浸太长时间。感冒类药物的浸泡时间控制在30分钟左右。任何事都有自身规律的,过犹不及的,临床上有一种常见的错误观念,认为中药浸泡煎煮时间越长越好,这是需要纠正的。加水量需要根据具体情况决定,因为药有多少,吸水性有强弱,关键是按下面步骤煎好剩余的药汁量决定的,如果药物量较多,一般水盖过中药就差不多了。

(2)先以大火煮开,然后用中小火共煮30分钟左右,成人每次服一饭碗(约200毫升),儿童按年龄递减,婴幼儿控制在50~100毫升,一次服不完可分几次服。

如果是治疗感冒或因感冒所致的头痛发热之类的药,那么煎药时间只要20分钟就够了。临床上有一大部分患者认为中药的煎药时间越长疗效越好,曾经遇到过,每次煎药 3 小时的病人,这是想当然的做法,是错误的。

(3) 一包药一般一天煎两次,第二煎时,加水量比第一煎略少,煎药时间略减少。

(4) 煎药器皿用砂锅、不锈钢锅、搪瓷锅都可以,但不要用铁锅煎。

(5) 每次用水只要浸没中药略有余就可以,具体多少还是需要用心揣摩估计的,根据倒出液决定下次加水量。

(6) 注明先煎的药,可先煎 10~15 分钟再把其余的药放在一起煎,严格地讲,应用另一容器浸泡其余中药;而有些人怕麻烦,就错误地把先煎的药放在锅底了。

(7) 注明后下的药,应在其余的药快煎好的前 5 分钟时,再加入就行,再煎 5 分钟后倒出所有药汁。第二煎就不用考虑先煎后下的问题了。

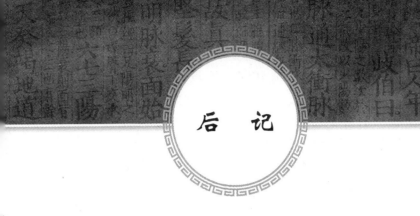

后　记

享受养生过程，掌控健康人生

2012年本书出版后，重印了多次，本次再版，充实和完善了快乐养生法的相关内容，将本人近年相关临证经验、科普文章和讲座精华充实到书中，希望能对读者有更多的帮助。

简易、快乐和有效，是我所推崇的处事原则。在养生、食疗和临床实践中运用多年，这次我把自己在中医养生和临床实践中的经验予以总体回顾，算是对快乐养生法实践的一次大总结。

用一天的时间顺序来安排中医养生的内容，是本书的一种创新，这也是快乐养生法最有意义和价值的体现。读者可以按照所处的时间段，迅速查找本书内容，知道在此时，要注意什么养生问题，选择哪些养生方法。

中医科普创作多年，共出版、发表了250多万字，我努力地将爱好与工作完美结合，把过程的重要性突出来，享受写作过程，坚持不懈地为推广"快乐养生法"这一目标努力，让更多人因此受益，从而让更多人接受中医理念，接受和推广中医养生法。

养生，目的是为了让我们更加健康快乐。通过本书介绍的简易快乐有效的养生法，使人们心理状态和身体状况逐渐变得更加健康，精神焕发地生活和工作，掌控健康人生的每一天、每一小时、每一分和每一秒,这才是本书编写的最终目的。

在本书创作过程和临床实践中,承蒙恩师——国家级名老中医杨少山和周维顺教授的悉心指点和谆谆教导,告诫后学要潜心静志,钻研传统医学并让民众了解和受益于传统医学,感谢恩师无私地传授相关独到的养生技巧和丰富的临床经验。

在食疗养生和各类养生法研究过程中,承蒙浙江省卫生和计划生育委员会、浙江中医药学会养生食疗界、浙江中医药大学、杭州市第一人民医院中医科和省市科普作家协会的各位前辈、师友的悉心指点,建议笔者从简易快乐的角度着手研究,重视养心、养性和快乐的养生原则,在此指引下,快乐养生实践研究略有成果,最终才得以本书的问世再版。

出版过程中感谢浙江省中医药大学陶水良和人民卫生出版社孟昭美老师给我的帮助。

在本书的创作过程中,笔者参阅了大量的古籍和现代养生文献,将主要的现代参考文献著录于下,在此对原创作者的工作表示感谢。

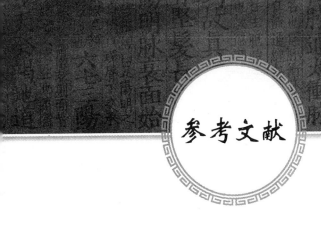

参考文献

［1］叶建红.治未病思想的源与流［J］.山西中医,1999,15(3):51.

［2］蓝毓营."治未病"源流述略［J］.上海中医药杂志,2005,39(9):49.

［3］刘忠华.中国养生文化及其现代意义［J］.吉林省教育学院学报, 2011,27(1):26-27.

［4］刘明义,时仁霖.中华养生文化及养生产业［J］.科学文化,1999(6): 38-39.

［5］尹德辉,郭教礼.开拓创新、构建中医养生学科理论体系［J］.中国中 医药现代远程教育,2011,9(5):16-17.

［6］王琦.中医治未病解读［M］.北京:中国中医药出版社,2007.

［7］甄伟光,李晶.预防牙病的日常护理重在刷牙［G］.中华护理学会 2009全国口腔科护理学术交流暨专题讲座会议论文汇编.海口: 2009.

［8］张国玺.起居养生法.第五次全国中西医结合养生学与康复医学学术 研讨会论文集.［G］.厦门:2006.

［9］周然.健康与科学的生活方式［J］.太原科技,2009(5):6-7.

［10］许磊.科学晚餐的饮食原则［J］.扬州大学烹饪学报,2007(1):16-18.

［11］杨柱,陈学习.肿瘤的食疗理论浅析［J］.中国民族医药杂志,2002 (5):21-23.